# Superar o Burnout com Alimentação Consciente e o uso de Plantas Medicinais

## Cristiano Ricardo

No mundo atual, caracterizado por uma constante demanda por produtividade e eficiência, a síndrome de burnout se tornou um problema de saúde mental amplamente difundido. Superar o burnout requer uma abordagem holística que vá além dos tratamentos convencionais e incorpore práticas de autocuidado e bem-estar integral.

A alimentação consciente e o uso de plantas medicinais emergem como ferramentas poderosas nessa jornada de recuperação. A alimentação consciente, que envolve estar presente e atento durante as refeições, não apenas melhora a digestão e a absorção de nutrientes, mas também promove um momento de pausa e reflexão, reduzindo o estresse e aumentando a sensação de bem-estar. Escolhas alimentares equilibradas e ricas em nutrientes, como antioxidantes e ômega-3, contribuem significativamente para a saúde do cérebro e a estabilização do humor.

Paralelamente, as plantas medicinais, usadas há milênios em diversas culturas, oferecem propriedades terapêuticas que podem aliviar os sintomas do burnout. Plantas como a ashwagandha e a erva-cidreira, por exemplo, são conhecidas por suas capacidades de reduzir a ansiedade e melhorar a qualidade do sono. O uso consciente e informado dessas plantas pode ajudar a restaurar o equilíbrio do corpo e da mente, proporcionando uma recuperação mais rápida e sustentável.

Incorporar essas práticas no cotidiano não apenas ajuda a combater o burnout, mas também promove um estilo de vida mais saudável e equilibrado, essencial para enfrentar os desafios do mundo moderno. Em um ambiente onde a saúde mental é constantemente ameaçada, a alimentação consciente e as plantas medicinais oferecem uma abordagem natural e eficaz para a recuperação e a manutenção do bem-estar mental.

**Cristiano Ricardo dos Santos**
Farmacêutico-Bioquímico
www.cristianoricardo.com.br

# Prólogo

Em um mundo cada vez mais conectado e acelerado, a busca incessante por produtividade e sucesso tem gerado consequências alarmantes para a saúde mental da sociedade. O estresse crônico, a exaustão emocional e a sensação de despersonalização se tornaram companheiros indesejados de muitos indivíduos, culminando no que hoje conhecemos como Síndrome de Burnout (SB).

Assim como as mudanças climáticas, a perda da biodiversidade e a desigualdade social, o Burnout representa um dos grandes desafios do nosso tempo. A Organização Mundial da Saúde (OMS) reconhece a SB como um problema de saúde ocupacional global, com impactos devastadores na qualidade de vid

a, produtividade e até mesmo na sobrevivência das pessoas.

Profissionais de saúde, professores, cuidadores, executivos e inúmeros outros indivíduos que se dedicam a causas e profissões que exigem alta demanda emocional e interação interpessoal intensa estão na linha de frente dessa epidemia silenciosa. A pressão por resultados, a sobrecarga de trabalho, a falta de reconhecimento e a constante necessidade de se doar aos outros sem o devido cuidado consigo mesmo têm levado muitos a um estado de exaustão profunda e despersonalização.

Este livro, "Superar o Burnout com Alimentação Consciente e o uso de Plantas Medicinais", surge como um farol de esperança em meio a esse cenário desafiador. Ele oferece uma abordagem holística e integrativa para combater o Burnout, unindo conhecimentos ancestrais da fitoterapia com os avanços da ciência da nutrição. Ao abordar as causas e consequências da SB, este guia apresenta ferramentas práticas e eficazes para prevenir e tratar esse mal, promovendo o autocuidado, o equilíbrio emocional e a reconexão com o propósito de vida.

Convidamos você, leitor, a embarcar nessa jornada de transformação e a descobrir como a alimentação consciente e os fitoterápicos podem ser seus aliados na busca por uma vida mais saudável, equilibrada e feliz. Que este livro seja um guia para a sua jornada de cura e autodescoberta, e que você possa encontrar aqui o conhecimento e a inspiração necessários para superar o Burnout e construir um futuro mais leve e significativo.

# Introdução

## Síndrome de Burnout

A Síndrome de Burnout (SB), um problema de saúde global prevalente, transcende o mero cansaço e se caracteriza por um estado de esgotamento físico, emocional e mental. Essa condição é desencadeada por um desequilíbrio entre as expectativas e ideais do indivíduo e as demandas reais de seu trabalho, culminando em sentimentos de frustração, desilusão e exaustão.

Embora possa afetar qualquer profissional, a SB é mais frequente em áreas que envolvem contato interpessoal intenso e demandas emocionais elevadas, como saúde, educação e serviços sociais. Médicos, enfermeiros, professores e outros profissionais que lidam diretamente com pessoas estão particularmente vulneráveis.

### Sintomas Clássicos e Sinais Menos Óbvios:

Burnout, ou Síndrome de Burnout (SB), é um fenômeno complexo e multifacetado que afeta indivíduos expostos a estresses crônicos relacionados ao trabalho. Embora os sintomas clássicos de exaustão emocional, despersonalização e baixa realização profissional sejam amplamente reconhecidos como características definidoras da SB, há uma gama de sinais menos óbvios que também podem indicar sua presença.

A exaustão emocional, um dos pilares da SB, é caracterizada por uma profunda sensação de esgotamento emocional, acompanhada de uma falta persistente de energia e dificuldade em se recuperar após o trabalho. Este sintoma pode ser exacerbado por fatores como excesso de demandas no trabalho, falta de controle sobre o ambiente de trabalho e conflitos interpessoais.

A despersonalização, ou cinismo, representa uma resposta emocional negativa em relação ao trabalho e às pessoas com quem se interage no ambiente profissional. Isso se manifesta como desenvolvimento de atitudes cínicas, insensibilidade e distanciamento emocional em relação aos colegas de trabalho, clientes ou pacientes. A despersonalização pode resultar em uma diminuição da empatia e na adoção de comportamentos de enfrentamento prejudiciais, contribuindo para a deterioração das relações interpessoais no local de trabalho.

A baixa realização profissional é caracterizada por sentimentos persistentes de incompetência, fracasso e insatisfação com o próprio desempenho no trabalho. Os indivíduos afetados pela SB podem experimentar uma perda de motivação e interesse nas atividades profissionais, acompanhada de uma diminuição da autoestima relacionada ao trabalho.

Além dos sintomas clássicos, a SB também pode se manifestar por meio de sinais menos óbvios, que podem ser facilmente ignorados ou atribuídos a outros problemas de saúde mental. Alterações de humor, como irritabilidade, ansiedade, depressão e instabilidade emocional, são comuns entre os indivíduos afetados pela SB. Esses sintomas podem ser resultado do estresse crônico associado à sobrecarga de trabalho e à falta de recursos para lidar com as demandas profissionais.

A dificuldade de concentração é outra característica frequentemente observada na SB, refletindo a incapacidade dos indivíduos afetados em manter o foco, tomar decisões e realizar tarefas que antes eram simples e rotineiras. Isso pode levar a uma diminuição da produtividade no trabalho e a erros frequentes, aumentando ainda mais o estresse e a sensação de incompetência.

Os problemas de sono também são comuns entre os indivíduos com SB, com muitos relatando dificuldade em adormecer, sono agitado e dificuldade em relaxar após o trabalho. Esses distúrbios do sono podem ser resultado do estresse crônico, ansiedade e preocupações relacionadas ao trabalho, contribuindo para um ciclo vicioso de exaustão física e mental.

A SB é um fenômeno complexo que pode se manifestar de várias maneiras, desde os sintomas clássicos até sinais menos óbvios, que podem ser facilmente negligenciados ou atribuídos a outros problemas de saúde mental. O reconhecimento precoce dos sinais e sintomas da SB é essencial para prevenir consequências mais graves e promover intervenções eficazes para mitigar o impacto do estresse crônico relacionado ao trabalho.

A SB se manifesta através de três sintomas clássicos:

1. **Exaustão Emocional:** Uma profunda sensação de esgotamento emocional, falta de energia e dificuldade em se recuperar após o trabalho.
2. **Despersonalização (Cinismo):** Desenvolvimento de atitudes negativas, insensibilidade e cinismo em relação às pessoas com quem se interage no trabalho, resultando em distanciamento interpessoal e frieza emocional.
3. **Baixa Realização Profissional:** Sentimentos de incompetência, fracasso e insatisfação com o próprio desempenho no trabalho, acompanhados de baixa autoestima profissional.

Além desses sintomas clássicos, a SB também pode apresentar sinais menos óbvios, como:

- **Alterações de Humor:** Irritabilidade, ansiedade, depressão e instabilidade emocional.

- **Dificuldade de Concentração:** Problemas para focar, tomar decisões e realizar tarefas que antes eram simples.
- **Problemas de Sono:** Insônia, sono agitado e dificuldade em relaxar após o trabalho.

É importante ressaltar que a intensidade e a combinação desses sintomas podem variar de pessoa para pessoa, tornando o diagnóstico da SB um desafio. No entanto, o reconhecimento precoce dos sinais, tanto os clássicos quanto os menos óbvios, é crucial para a intervenção e o tratamento adequados, visando à recuperação e à prevenção de consequências mais graves para a saúde e o bem-estar do indivíduo.

Em um mundo onde o estresse e o esgotamento se tornaram tão comuns, a medicina tradicional muitas vezes se mostra insuficiente para lidar com a complexidade da Síndrome de Burnout (SB). É nesse contexto que a abordagem holística, que considera o indivíduo em sua totalidade - corpo, mente e espírito -, ganha destaque como um caminho promissor para a recuperação e o bem-estar.

A alimentação, como base da nossa saúde física e mental, desempenha um papel crucial na prevenção e no tratamento da SB. Uma dieta equilibrada e rica em nutrientes pode fornecer ao corpo a energia e os recursos necessários para lidar com o estresse, fortalecer o sistema imunológico e promover o equilíbrio emocional. Alimentos ricos em vitaminas do complexo B, vitamina C, magnésio e ômega-3, por exemplo, têm propriedades comprovadas na redução do estresse e da ansiedade, além de melhorar o humor e a concentração.

Além da alimentação, os fitoterápicos, que são medicamentos à base de plantas, oferecem uma alternativa natural e eficaz para complementar o tratamento tradicional da SB. Diversas plantas medicinais possuem propriedades adaptógenas, calmantes, relaxantes e estimulantes, que podem auxiliar o organismo a se adaptar ao estresse, reduzir a ansiedade, melhorar o sono e aumentar a energia e a disposição. Ginseng, ashwagandha, rhodiola, camomila, melissa, maracujá e valeriana são apenas alguns exemplos de plantas que podem ser utilizadas de forma segura e eficaz para promover o reequilíbrio e a cura.

A combinação da alimentação consciente com o uso de fitoterápicos pode potencializar os efeitos terapêuticos, promovendo uma recuperação mais rápida e eficaz. Ao nutrir o corpo e a mente com alimentos e compostos vegetais que promovem o bem-estar, o indivíduo fortalece sua resiliência ao estresse, melhora seu humor e sua qualidade de vida, e se reconecta com seu propósito e paixão, elementos essenciais para a superação do Burnout.

É importante ressaltar que a abordagem holística não substitui o tratamento médico tradicional, mas sim o complementa, oferecendo uma perspectiva mais ampla e integrativa para a saúde e o bem-estar. Ao combinar terapias convencionais com mudanças no estilo de vida, incluindo a alimentação consciente e o uso de fitoterápicos, o indivíduo pode trilhar um caminho mais completo e eficaz para a recuperação do Burnout, restaurando seu equilíbrio físico, emocional e mental e construindo uma vida mais saudável e feliz.

A ciência desempenha um papel crucial na compreensão e validação da eficácia da alimentação e da fitoterapia no combate ao burnout. Diversos estudos científicos demonstram os benefícios de uma dieta equilibrada e do uso de plantas medicinais na redução do estresse, melhora do humor e aumento da energia, elementos cruciais para a recuperação do burnout.

## Nutrientes e seus efeitos:

* **Vitaminas do Complexo B**: Essenciais para a produção de neurotransmissores, como serotonina e dopamina, que regulam o humor e o bem-estar. A deficiência dessas vitaminas pode levar à fadiga, irritabilidade e depressão, sintomas comuns no burnout.
* **Vitamina C**: Poderoso antioxidante que protege as células do estresse oxidativo, um dos principais mecanismos envolvidos no desenvolvimento do burnout. A vitamina C também é importante para a produção de neurotransmissores e para o bom funcionamento do sistema imunológico.

- **Magnésio**: Mineral essencial para o relaxamento muscular, a regulação do sono e a produção de energia. Níveis inadequados de magnésio podem contribuir para a fadiga, a irritabilidade e a dificuldade de concentração.
- **Ômega-3**: Ácidos graxos poli-insaturados que possuem propriedades anti-inflamatórias e neuroprotetoras. Estudos demonstram que o ômega-3 pode reduzir os sintomas de depressão e ansiedade, além de melhorar a função cognitiva.

## Fitoterápicos e suas propriedades:

Os adaptógenos, como o Ginseng, Ashwagandha e Rhodiola, têm sido amplamente estudados por sua capacidade de aumentar a resistência do organismo ao estresse. Pesquisas demonstram que essas ervas podem modular a resposta do corpo ao estresse, ajudando a regular os sistemas neuroendócrino e imunológico (Panossian & Wikman, 2010). Estudos clínicos têm sugerido que o uso desses adaptógenos pode melhorar a capacidade de lidar com situações desafiadoras, reduzindo os efeitos negativos do estresse crônico no corpo e na mente (Lopresti et al., 2019).

Por outro lado, calmantes e relaxantes naturais, como Camomila, Melissa, Maracujá e Valeriana, são reconhecidos por seus efeitos ansiolíticos e sedativos. Essas plantas medicinais têm sido amplamente utilizadas na medicina tradicional para promover o relaxamento e melhorar a qualidade do sono. Estudos científicos apoiam seu uso no tratamento da ansiedade e distúrbios do sono, sintomas frequentemente associados ao burnout (Sarris et al., 2013; Bent et al., 2015).

Já os estimulantes naturais, como o Guaraná e o Chá Verde, são conhecidos por seu potencial em aumentar a energia e melhorar o humor. Estudos sugerem que essas substâncias podem ter efeitos positivos sobre o estado de alerta, a cognição e a disposição mental (Haskell et al., 2008; Kennedy et al., 2010). No contexto do burnout, onde a fadiga e a exaustão são comuns, o uso moderado desses estimulantes naturais pode ajudar a combater os sintomas e promover uma sensação de bem-estar.

## Estudos Científicos:

Diversos estudos científicos, incluindo meta-análises e ensaios clínicos randomizados, têm demonstrado a eficácia da suplementação de vitaminas e minerais, como as vitaminas do complexo B, vitamina C, magnésio e ômega-3, na redução dos sintomas de burnout. Além disso, pesquisas sobre fitoterápicos, como ginseng, ashwagandha e rhodiola, têm mostrado resultados promissores na melhora da resiliência ao estresse e no alívio da exaustão emocional.

É importante ressaltar que a suplementação de vitaminas e o uso de fitoterápicos devem ser feitos sob orientação de um profissional de saúde qualificado, para garantir a segurança e a eficácia do tratamento. A combinação da alimentação consciente com o uso de fitoterápicos, aliada a outras estratégias como terapia, exercícios físicos e técnicas de relaxamento, pode oferecer um caminho natural e eficaz para a recuperação do burnout, promovendo o bem-estar e a qualidade de vida.

A pesquisa científica sobre o uso de suplementos vitamínicos e fitoterápicos no tratamento do burnout tem avançado significativamente nos últimos anos, fornecendo evidências sólidas de sua eficácia. Estudos, incluindo meta-análises e ensaios clínicos randomizados, têm demonstrado os benefícios da suplementação de vitaminas e minerais, como as vitaminas do complexo B, vitamina C, magnésio e ômega-3, na redução dos sintomas associados à síndrome de burnout.

Por exemplo, um estudo publicado no Journal of Alternative and Complementary Medicine conduziu uma meta-análise abrangente de ensaios clínicos randomizados que investigaram o efeito da suplementação com vitaminas do complexo B na saúde mental. Os resultados indicaram que a suplementação de vitaminas do complexo B estava associada a uma melhora significativa nos sintomas de depressão, ansiedade e estresse, que são comuns em indivíduos com burnout.

Além disso, fitoterápicos como ginseng, ashwagandha e rhodiola têm recebido atenção crescente devido aos seus potenciais benefícios na promoção da resiliência ao estresse e no alívio da exaustão emocional. Estudos in vitro e em animais sugerem que essas ervas medicinais podem modular a resposta do organismo ao estresse, reduzindo a produção de hormônios do estresse como o cortisol e promovendo um estado de equilíbrio emocional.

Uma revisão sistemática publicada no Journal of Ethnopharmacology analisou os efeitos do ginseng em indivíduos com estresse crônico e burnout. Os resultados mostraram que o ginseng estava associado a uma melhora significativa nos sintomas de fadiga, exaustão e ansiedade, sugerindo seu potencial como uma intervenção terapêutica no manejo do burnout.

No entanto, é fundamental destacar que a suplementação de vitaminas e o uso de fitoterápicos devem ser realizados sob a supervisão e orientação de um profissional de saúde qualificado. Isso é importante para garantir a segurança e a eficácia do tratamento, bem como para evitar interações medicamentosas indesejadas ou efeitos adversos.

Além disso, a abordagem do tratamento do burnout deve ser holística, considerando não apenas a suplementação nutricional e fitoterápica, mas também outras estratégias como terapia cognitivo-comportamental, exercícios físicos regulares, técnicas de relaxamento e mudanças no estilo de vida. A combinação dessas abordagens pode oferecer um caminho natural e eficaz para a recuperação do burnout, promovendo o bem-estar emocional e a qualidade de vida a longo prazo.

Este livro se propõe a ser um guia prático e transformador para aqueles que buscam superar o burnout e construir uma vida mais saudável e equilibrada. Ele oferece um roteiro completo, com informações, ferramentas e estratégias para cada etapa da jornada de recuperação.

## Informações:

- **Compreensão profunda do burnout:** O livro explora as causas, os sintomas e as consequências da SB, desmistificando a condição e fornecendo um entendimento completo sobre seus impactos na vida pessoal e profissional.

- **Conhecimento sobre nutrição e fitoterapia:** O livro apresenta informações detalhadas sobre os nutrientes e as plantas medicinais que podem auxiliar na recuperação do burnout, explicando seus mecanismos de ação e como incorporá-los na rotina diária.

- **Estratégias complementares:** Além da alimentação e da fitoterapia, o livro aborda outras estratégias importantes para o bem-estar, como a prática de exercícios físicos, técnicas de relaxamento, sono de qualidade e a importância do apoio social.

## Ferramentas:

- **Planos alimentares e receitas:** O livro oferece planos alimentares personalizados e receitas deliciosas e nutritivas, que facilitam a adoção de uma alimentação consciente e rica em nutrientes que combatem o burnout.

- **Guias práticos para o uso de fitoterápicos:** O livro apresenta informações detalhadas sobre as diferentes formas de uso de plantas medicinais (chás, tinturas, cápsulas, etc.), dosagens e precauções, para que o leitor possa utilizá-las de forma segura e eficaz.

- **Exercícios e práticas de relaxamento:** O livro ensina técnicas de respiração, meditação, yoga e outras práticas que ajudam a reduzir o estresse, a ansiedade e a promover o relaxamento e o bem-estar.

## Estratégias:

- **Gerenciamento do estresse:** O livro oferece estratégias eficazes para lidar com o estresse no dia a dia, como a identificação de gatilhos, o desenvolvimento de habilidades de enfrentamento e a busca por atividades prazerosas e relaxantes.

- **Autoconhecimento e desenvolvimento pessoal:** O livro incentiva o leitor a se conhecer melhor, a identificar seus valores e prioridades, e a desenvolver habilidades de comunicação, assertividade e autocuidado, que são fundamentais para a prevenção e o tratamento do burnout.

- **Construção de um estilo de vida saudável:** O livro guia o leitor na construção de um estilo de vida mais saudável e equilibrado, com foco na alimentação consciente, no uso de fitoterápicos, na prática de exercícios físicos, no sono de qualidade e no cultivo de relacionamentos saudáveis.

Ao longo dessa jornada de autoconhecimento e recuperação, o leitor será capaz de transformar sua relação com o trabalho, com os outros e consigo mesmo, construindo uma vida mais leve, feliz e com propósito. Este livro é um convite para que você, leitor, se permita trilhar esse caminho de transformação e descubra o poder da alimentação consciente e dos fitoterápicos para superar o burnout e viver uma vida plena e abundante.

# 1
# Desvendando o Burnout

No Capítulo 1, "Desvendando o Burnout", exploraremos as origens multifacetadas dessa síndrome, desde os fatores individuais até os desafios organizacionais e sociais que contribuem para o seu desenvolvimento.

## Fatores Organizacionais:

O ambiente de trabalho desempenha um papel crucial no surgimento do burnout. A pesquisa de Maslach e Leiter (2001) identificou seis áreas-chave da vida profissional que, quando em desequilíbrio, podem levar ao esgotamento:

1. **Carga de Trabalho Excessiva:** Demandas de trabalho que excedem a capacidade do indivíduo, seja pela quantidade de tarefas, pela complexidade ou pela pressão por resultados.

2. **Falta de Controle:** A sensação de não ter autonomia ou poder de decisão sobre o próprio trabalho, levando à frustração e ao desamparo.

3. **Recompensa Insuficiente:** A falta de reconhecimento, valorização ou recompensa pelo trabalho realizado, gerando desmotivação e desvalorização profissional.

4. **Comunidade Fragmentada:** Um ambiente de trabalho marcado por conflitos interpessoais, falta de apoio social e isolamento, que dificulta a construção de laços de colaboração e pertencimento.

5. **Iniquidade:** A percepção de injustiça e desigualdade no ambiente de trabalho, seja em relação à distribuição de tarefas, oportunidades de crescimento ou reconhecimento.

6. **Conflito de Valores:** A discrepância entre os valores pessoais do indivíduo e os valores da organização, levando à desilusão e à perda de sentido no trabalho.

Esses fatores, quando presentes de forma crônica, podem levar ao esgotamento das reservas emocionais do indivíduo, desencadeando a exaustão emocional, a despersonalização e a redução da realização profissional, características da SB.

## Fatores Individuais:

As características individuais também desempenham um papel importante na suscetibilidade ao burnout. Alguns fatores de risco incluem:

- **Perfeccionismo:** A busca incessante pela perfeição e a dificuldade em lidar com erros e frustrações podem levar à exaustão e à autocrítica excessiva.
- **Dificuldade em dizer não:** A incapacidade de estabelecer limites e a tendência a assumir responsabilidades além da própria capacidade podem gerar sobrecarga e estresse.
- **Alta autoexigência:** A pressão interna por sempre alcançar o máximo desempenho e a dificuldade em aceitar as próprias limitações podem levar ao esgotamento físico e emocional.

Além desses fatores, a falta de habilidades de enfrentamento eficazes para lidar com o estresse, a baixa autoestima e a dificuldade em reconhecer e expressar as próprias emoções também podem aumentar o risco de desenvolver burnout.

## Fatores Ambientais:

O contexto social e cultural em que o indivíduo está inserido também pode influenciar o desenvolvimento da SB. A pressão social por sucesso e produtividade, a falta de apoio familiar e social, e a cultura organizacional tóxica, que valoriza a competição e o individualismo em detrimento da colaboração e do bem-estar, são exemplos de fatores ambientais que podem contribuir para o surgimento do burnout.

Em suma, a Síndrome de Burnout é um fenômeno complexo e multifatorial, que resulta da interação entre fatores individuais, organizacionais e sociais. Ao compreender as raízes do esgotamento, podemos desenvolver estratégias mais eficazes para prevenir e tratar essa condição, promovendo a saúde mental e o bem-estar dos indivíduos e das organizações.

É crucial entender que a síndrome não se manifesta apenas como um cansaço extremo, mas sim como um conjunto de sintomas que afetam a saúde física, emocional e mental do indivíduo.

## Sintomas Físicos:

- **Fadiga Crônica:** Uma sensação persistente de cansaço, que não desaparece mesmo após o descanso. Essa fadiga pode afetar a capacidade de realizar tarefas diárias e comprometer a qualidade de vida.
- **Dores Musculares:** Dores e tensões musculares, especialmente no pescoço, ombros e costas, podem ser causadas pelo estresse crônico e pela postura inadequada durante o trabalho.
- **Problemas Digestivos:** O estresse pode afetar o sistema digestivo, levando a problemas como gastrite, úlceras, síndrome do intestino irritável e constipação.

- **Alterações no Apetite e Peso:** Perda ou ganho de peso significativos podem ocorrer devido a mudanças nos hábitos alimentares e no metabolismo, causadas pelo estresse e pela exaustão.
- **Dores de Cabeça e Enxaquecas:** O estresse crônico é um gatilho comum para dores de cabeça e enxaquecas, que podem se tornar frequentes e incapacitantes.
- **Insônia:** Dificuldade para dormir ou sono de má qualidade, que pode afetar a capacidade de concentração, a memória e o humor.
- **Alterações no Sistema Imunológico:** O estresse crônico pode enfraquecer o sistema imunológico, tornando o indivíduo mais suscetível a infecções e doenças.

## Sintomas Emocionais e Mentais:

- **Irritabilidade:** Humor instável, com tendência à irritação, impaciência e explosões de raiva.
- **Apatia:** Perda de interesse e prazer em atividades que antes eram prazerosas, acompanhada de sentimentos de indiferença e desânimo.
- **Sensação de Vazio:** Sentimento de falta de sentido e propósito na vida, com dificuldade em encontrar motivação e alegria.

- **Ansiedade e Depressão:** A SB está frequentemente associada a transtornos de ansiedade e depressão, que podem se manifestar como preocupação excessiva, medo, tristeza profunda e desesperança.
- **Baixa Autoestima:** Sentimentos de incompetência, fracasso e inutilidade, que podem afetar a confiança e a autoestima do indivíduo.
- **Dificuldade de Concentração:** Problemas para focar, tomar decisões e realizar tarefas que antes eram simples, comprometendo o desempenho profissional e pessoal.
- **Despersonalização:** Sentimento de distanciamento de si mesmo e dos outros, como se estivesse observando a própria vida de fora, sem se envolver emocionalmente.

## Casos Reais:

- **Ana, a professora esgotada:** Ana, uma professora dedicada e apaixonada por sua profissão, começou a sentir um cansaço extremo e uma falta de energia que não melhorava com o descanso. Aos poucos, ela se tornou mais irritada e impaciente com seus alunos e colegas, e passou a ter dificuldades para dormir e se concentrar. A sensação de que seu trabalho não fazia mais diferença a levou a um estado de desânimo e apatia, culminando em um quadro de burnout.

- **Marcos, o médico sobrecarregado:** Marcos, um médico que trabalhava em um hospital com alta demanda e recursos limitados, começou a se sentir emocionalmente exausto e sobrecarregado. Ele passou a tratar seus pacientes de forma impessoal e a se isolar de seus colegas. A falta de reconhecimento e a sensação de impotência diante do sofrimento humano o levaram a um quadro de burnout, com sintomas de depressão e ansiedade.
- **Carla, a mãe e profissional em desequilíbrio:** Carla, mãe de dois filhos e profissional de sucesso, se dedicava intensamente ao trabalho e à família, sem reservar tempo para si mesma. A pressão por ser perfeita em todas as áreas da vida a levou a um estado de exaustão física e emocional. Ela se tornou irritada, ansiosa e insone, e começou a questionar seu valor como mãe e profissional, culminando em um quadro de burnout.

Estes casos ilustram como o burnout pode se manifestar de diferentes formas em diferentes pessoas, dependendo de suas características individuais, do ambiente de trabalho e do contexto social. É fundamental estar atento aos sinais e sintomas, tanto os mais evidentes quanto os mais sutis, para buscar ajuda e iniciar o tratamento adequado o mais cedo possível.

O burnout, como um estado de esgotamento físico e mental crônico, impõe um alto custo ao indivíduo, manifestando-se em diversas áreas da vida.

## Saúde Física:

O desgaste prolongado causado pelo burnout pode desencadear uma série de problemas físicos, como:

- **Doenças Cardiovasculares:** O estresse crônico libera hormônios como o cortisol, que aumentam a pressão arterial e a frequência cardíaca, elevando o risco de doenças cardíacas, como hipertensão e infarto.
- **Diabetes:** O estresse prolongado pode levar à resistência à insulina, aumentando o risco de desenvolver diabetes tipo 2.
- **Obesidade:** As alterações hormonais e no metabolismo causadas pelo estresse podem levar ao ganho de peso e à obesidade, especialmente quando associadas a hábitos alimentares inadequados e ao sedentarismo.
- **Problemas Gastrointestinais:** O burnout pode afetar o sistema digestivo, resultando em gastrite, úlceras, síndrome do intestino irritável e outros problemas gastrointestinais.

- **Doenças autoimunes**: O estresse crônico pode desencadear ou agravar doenças autoimunes, como lúpus, artrite reumatoide e esclerose múltipla.
- **Problemas de pele**: O estresse pode manifestar-se na pele através de acne, eczema, psoríase e outras condições dermatológicas.
- **Enfraquecimento do sistema imunológico**: O cortisol liberado em resposta ao estresse crônico pode suprimir o sistema imunológico, tornando o indivíduo mais vulnerável a infecções e doenças.

## Saúde Mental:

Além dos impactos físicos, o burnout também afeta a saúde mental do indivíduo, podendo levar a:

- **Depressão:** A exaustão emocional, a perda de sentido e a sensação de fracasso podem desencadear um quadro depressivo, com sintomas como tristeza profunda, perda de interesse, alterações no sono e no apetite.
- **Ansiedade:** A constante pressão e preocupação com o trabalho podem gerar ansiedade generalizada, ataques de pânico e fobias sociais.
- **Transtornos de Humor:** O burnout pode contribuir para o desenvolvimento de transtornos de humor, como o transtorno bipolar, caracterizado por oscilações entre a depressão e a mania.

- **Transtornos de Personalidade:** Em alguns casos, o burnout pode estar associado a transtornos de personalidade, como o transtorno borderline, que se manifesta por instabilidade emocional, impulsividade e relacionamentos interpessoais tumultuados.

## Impacto Social, Profissional e Familiar:

O burnout não se limita ao âmbito individual, afetando também a vida social, profissional e familiar do indivíduo:

- **Isolamento Social:** A exaustão emocional e a despersonalização podem levar ao isolamento social, com o indivíduo se afastando de amigos, familiares e colegas de trabalho.
- **Problemas de Relacionamento:** O humor instável, a irritabilidade e a dificuldade em se conectar emocionalmente podem gerar conflitos e desentendimentos nos relacionamentos interpessoais.
- **Perda de Produtividade:** A fadiga crônica, a dificuldade de concentração e a falta de motivação podem comprometer o desempenho profissional, levando à queda na produtividade e à insatisfação no trabalho.
- **Abandono do Trabalho:** Em casos mais graves, o burnout pode levar ao afastamento do trabalho, à

demissão ou à aposentadoria precoce, com consequências financeiras e sociais significativas.

## Impacto na Qualidade de Vida:

O burnout pode comprometer significativamente a qualidade de vida do indivíduo, afetando sua saúde física e mental, seus relacionamentos interpessoais e seu desempenho profissional. É fundamental que a síndrome seja reconhecida e tratada adequadamente, para que o indivíduo possa recuperar seu bem-estar e prevenir consequências mais graves.

Um chamado à ação é crucial para o bem-estar dos profissionais que vivenciam o burnout. É fundamental que os indivíduos reconheçam os sinais e sintomas, tanto os mais evidentes, como a exaustão física e emocional, quanto os mais sutis, como a apatia e a dificuldade de concentração. Identificar esses sinais precocemente permite uma intervenção rápida e eficaz, evitando que o quadro se agrave e cause danos irreversíveis à saúde física e mental.

A busca por ajuda profissional é essencial para o tratamento e a recuperação do burnout. As opções de tratamento disponíveis incluem:

- **Terapia:** A psicoterapia, como a Terapia Cognitivo-Comportamental (TCC), pode ajudar o indivíduo a identificar e modificar padrões de pensamento e comportamento disfuncionais, desenvolver habilidades de enfrentamento do estresse e fortalecer a autoestima.

- **Medicação:** Em alguns casos, o uso de medicamentos, como antidepressivos ou ansiolíticos, pode ser necessário para aliviar os sintomas e facilitar a recuperação. A decisão sobre o uso de medicação deve ser feita em conjunto com um médico psiquiatra.

- **Mudanças no estilo de vida:** A adoção de hábitos saudáveis, como uma alimentação equilibrada, prática regular de exercícios físicos, sono de qualidade e atividades prazerosas, é fundamental para a recuperação do burnout e a prevenção de recaídas.

Além dessas abordagens, a **alimentação consciente** e o **uso de fitoterápicos** podem desempenhar um papel importante na recuperação do burnout. Uma dieta rica em nutrientes que combatem o estresse, como vitaminas do complexo B, vitamina C, magnésio e ômega-3, pode fornecer ao corpo a energia e os recursos necessários para lidar com a exaustão e promover o bem-estar. Os fitoterápicos, como adaptógenos, calmantes e estimulantes naturais, podem auxiliar na regulação do estresse, na redução da ansiedade e na melhora do humor e da energia.

É importante ressaltar que a **combinação de diferentes abordagens** pode ser a chave para uma recuperação completa e duradoura. Ao buscar ajuda profissional e adotar um estilo de vida mais saudável, incluindo a alimentação consciente e o uso de fitoterápicos, o indivíduo pode superar o burnout e construir uma vida mais plena e feliz.

O reconhecimento dos sinais de burnout e a busca por ajuda são os primeiros passos para a recuperação. Ao enfrentar essa jornada de autoconhecimento e transformação, o indivíduo pode redescobrir sua paixão pela vida e pelo trabalho, e construir um futuro mais leve e significativo.

# 2

# Alimentação Consciente

## A Dieta Anti-Burnout: Uma Abordagem Nutricional Personalizada

A alimentação, como pilar fundamental da saúde física e mental, desempenha um papel crucial na prevenção e recuperação da Síndrome de Burnout (SB). A ciência moderna tem comprovado a profunda influência da nutrição no humor, energia, concentração e resiliência ao estresse, abrindo caminho para uma nova perspectiva no tratamento dessa síndrome.

Uma dieta anti-burnout, rica em nutrientes específicos, pode fornecer ao corpo a energia e os recursos necessários para combater a inflamação, proteger o sistema nervoso, regular os hormônios do estresse e promover o equilíbrio emocional. A personalização dessa dieta é fundamental, considerando as necessidades e preferências individuais, para garantir adesão e resultados efetivos.

**Heróis da Nutrição:**

Alguns dos nutrientes essenciais para combater o burnout são:

- **Vitaminas do Complexo B:** Essenciais para a produção de neurotransmissores como a serotonina e a dopamina, que regulam o humor e o bem-estar. A deficiência dessas vitaminas está associada à fadiga, irritabilidade e depressão.
- **Vitamina C:** Poderoso antioxidante que protege as células do estresse oxidativo, um dos principais mecanismos envolvidos no desenvolvimento do burnout. A vitamina C também é crucial para a produção de neurotransmissores e para a saúde imunológica.
- **Magnésio:** Mineral essencial para o relaxamento muscular, a regulação do sono e a produção de energia. A deficiência de magnésio pode contribuir para a fadiga, irritabilidade e dificuldade de concentração.
- **Zinco:** Essencial para a função imunológica e a saúde mental, desempenhando um papel na produção de serotonina e na proteção contra os danos causados pelo estresse oxidativo.
- **Ômega-3:** Ácidos graxos poli-insaturados com propriedades anti-inflamatórias e neuroprotetoras, que podem reduzir os sintomas de depressão e ansiedade, além de melhorar a função cognitiva.

Em nossa jornada rumo ao bem-estar, exploraremos a fundo o papel desses nutrientes e de outros aliados da nutrição, como antioxidantes, aminoácidos e fibras, na construção de uma dieta personalizada e eficaz no combate ao burnout.

## Identificando os Sabotadores do Bem-Estar

Enquanto alguns alimentos são verdadeiros heróis na luta contra o burnout, outros podem agir como verdadeiros vilões, sabotando nossos esforços em busca de saúde e equilíbrio. É fundamental identificar e evitar esses alimentos para otimizar a recuperação e prevenir recaídas.

- **Açúcar Refinado:** Provoca picos de energia seguidos por quedas bruscas, contribuindo para a instabilidade emocional e a fadiga.
- **Cafeína em Excesso:** Estimulante que pode aumentar a ansiedade, a irritabilidade e os distúrbios do sono, agravando os sintomas do burnout.
- **Álcool:** Depressor do sistema nervoso que pode intensificar a fadiga, a depressão e a dificuldade de concentração.
- **Alimentos Processados e Industrializados:** Carregados de aditivos químicos, açúcares e gorduras prejudiciais, que podem promover a inflamação e o desequilíbrio do organismo, agravando o estresse e o esgotamento.

Ao longo deste capítulo, detalharemos os efeitos nocivos desses alimentos e de outros vilões da mesa, como gorduras trans e carboidratos refinados, fornecendo informações e ferramentas para que você possa fazer escolhas alimentares mais conscientes e saudáveis, em prol de sua recuperação e bem-estar.

A alimentação exerce uma influência notável no humor, energia, concentração e resiliência ao estresse, elementos cruciais para o bem-estar e a prevenção do burnout. A "dieta anti-burnout" não se trata apenas de restrições, mas sim de uma abordagem personalizada que considera as necessidades e preferências individuais, com foco em nutrientes que combatem a inflamação, protegem o sistema nervoso e fornecem energia sustentada.

## Princípios da Dieta Anti-Burnout:

1. **Priorizar Alimentos Integrais:** Alimentos integrais, como grãos, frutas, legumes e verduras, são ricos em fibras, vitaminas, minerais e antioxidantes, nutrientes essenciais para o bom funcionamento do organismo e para a proteção contra o estresse oxidativo, um dos principais fatores que contribuem para o burnout.

2. **Incluir Gorduras Saudáveis:** As gorduras monoinsaturadas e poli-insaturadas, encontradas em alimentos como abacate, azeite de oliva, oleaginosas e peixes, são importantes para a saúde do cérebro e

do sistema nervoso, além de possuírem propriedades anti-inflamatórias.

3. **Consumir Proteínas Magras:** As proteínas são essenciais para a produção de neurotransmissores, como a serotonina e a dopamina, que regulam o humor e o bem-estar. Opte por fontes de proteína magra, como frango, peixe, leguminosas e laticínios com baixo teor de gordura.

4. **Limitar Açúcar e Carboidratos Refinados:** O consumo excessivo de açúcar e carboidratos refinados pode levar a picos e quedas bruscas de energia, afetando o humor e a concentração. Priorize carboidratos complexos, como os encontrados em grãos integrais e legumes, que fornecem energia de forma mais gradual e duradoura.

5. **Manter-se Hidratado:** A desidratação pode afetar a função cerebral, a concentração e o humor. Beba água regularmente ao longo do dia, especialmente se estiver se sentindo estressado ou ansioso.

6. **Atenção Plena à Alimentação:** Comer com atenção plena, apreciando o sabor, a textura e o aroma dos alimentos, pode ajudar a reduzir o estresse e a ansiedade, além de promover uma relação mais saudável com a comida.

Ao adotar esses princípios e personalizar sua dieta de acordo com suas necessidades e preferências, você estará fornecendo ao seu corpo os nutrientes e a energia necessários para combater o burnout, melhorar seu humor, aumentar sua concentração e fortalecer sua resiliência ao estresse. Lembre-se de que a alimentação é apenas uma parte de uma abordagem holística para o bem-estar, e que outras práticas, como exercícios físicos, técnicas de relaxamento e apoio social, também são importantes para a prevenção e a recuperação do burnout.

Os heróis da nutrição no combate ao burnout são nutrientes que atuam em diferentes frentes, promovendo o bem-estar físico e mental.

- **Vitaminas do Complexo B**: Essenciais para a produção de neurotransmissores, como serotonina e dopamina, que regulam o humor, a motivação e o bem-estar. A deficiência dessas vitaminas pode levar à fadiga, irritabilidade, depressão e ansiedade, sintomas comuns no burnout. Alimentos ricos em vitaminas do complexo B incluem grãos integrais, carnes magras, legumes, ovos e laticínios.

- **Vitamina C**: Poderoso antioxidante que protege as células contra o estresse oxidativo, um dos principais mecanismos envolvidos no desenvolvimento do burnout. A vitamina C também é crucial para a produção de neurotransmissores, como a noradrenalina, que desempenha um papel importante na resposta ao estresse. Frutas cítricas, morangos, brócolis e pimentão são excelentes fontes de vitamina C.

- **Magnésio**: Mineral essencial para o relaxamento muscular, a regulação do sono e a produção de energia. A deficiência de magnésio pode contribuir para a fadiga, irritabilidade, cãibras musculares e distúrbios do sono, frequentemente observados em pessoas com burnout. Alimentos como folhas verdes escuras, nozes, sementes e leguminosas são boas fontes de magnésio.

- **Zinco**: Desempenha um papel crucial na função imunológica e na saúde mental, participando da produção de serotonina e da proteção contra os danos causados pelo estresse oxidativo. A deficiência de zinco pode levar à fadiga, alterações de humor e sistema imune enfraquecido. Fontes alimentares de zinco incluem carnes, frutos do mar, leguminosas e grãos integrais.

- **Ômega-3:** Ácidos graxos poli-insaturados com propriedades anti-inflamatórias e neuroprotetoras. Estudos demonstram que o ômega-3 pode reduzir os sintomas de depressão e ansiedade, além de melhorar a função cognitiva e a memória, aspectos importantes para a recuperação do burnout. Peixes de água fria, como salmão e atum, linhaça e chia são boas fontes de ômega-3.

É importante ressaltar que, embora esses nutrientes sejam essenciais para combater o burnout, a suplementação deve ser feita sob orientação de um profissional de saúde. Uma dieta equilibrada e rica em alimentos integrais, combinada com outras estratégias como exercícios físicos, técnicas de relaxamento e terapia, pode ser a chave para a recuperação e prevenção do burnout.

Os "vilões da mesa" são aqueles alimentos que, em vez de nutrir e fortalecer o corpo e a mente, podem sabotar a saúde e o bem-estar, especialmente para quem sofre de burnout. O consumo excessivo desses alimentos pode agravar os sintomas da síndrome, como fadiga, ansiedade, dificuldade de concentração e irritabilidade, além de contribuir para o desenvolvimento de outras doenças crônicas.

**Açúcar Refinado:** O açúcar refinado é rapidamente absorvido pelo organismo, causando picos de energia seguidos por quedas bruscas. Essa montanha-russa glicêmica pode levar à instabilidade emocional, fadiga e dificuldade de concentração, piorando a exaustão emocional e a dificuldade de concentração, características do burnout. O açúcar refinado também pode contribuir para o desenvolvimento de resistência à insulina, diabetes tipo 2 e obesidade, que são fatores de risco para diversas doenças crônicas.

**Cafeína em Excesso:** A cafeína, presente em café, chá, refrigerantes e energéticos, é um estimulante do sistema nervoso central. Em excesso, pode aumentar a ansiedade, a irritabilidade e os distúrbios do sono, agravando os sintomas de burnout. Além disso, a cafeína pode contribuir para a desidratação, dores de cabeça e problemas gastrointestinais, como gastrite e refluxo, que podem piorar o quadro de exaustão física e mental.

**Álcool:** O álcool é um depressor do sistema nervoso central que, em excesso, pode intensificar a fadiga, a depressão e a dificuldade de concentração, características do burnout. O consumo excessivo de álcool também está associado a diversos problemas de saúde, como doenças hepáticas, pancreatite, problemas cardíacos e neurológicos, que podem agravar o quadro de burnout e comprometer a qualidade de vida.

**Alimentos Processados e Industrializados:** Ricos em aditivos químicos, açúcares, gorduras trans e sódio, esses alimentos podem promover a inflamação e o desequilíbrio do organismo. A inflamação crônica está associada ao desenvolvimento de diversas doenças, incluindo doenças cardiovasculares, diabetes e obesidade, que podem piorar o quadro de burnout. Além disso, esses alimentos são pobres em nutrientes essenciais para o bom funcionamento do organismo e para a proteção contra o estresse oxidativo, um dos principais mecanismos envolvidos no desenvolvimento do burnout.

**Gorduras Trans:** Presentes em alimentos industrializados, frituras e margarinas, as gorduras trans aumentam o colesterol ruim (LDL) e diminuem o colesterol bom (HDL), elevando o risco de doenças cardiovasculares. Além disso, as gorduras trans podem contribuir para a inflamação e o estresse oxidativo, agravando os sintomas do burnout.

**Carboidratos Refinados:** Farinhas brancas, pães, massas e doces são exemplos de carboidratos refinados, que são rapidamente digeridos e absorvidos pelo organismo, causando picos de açúcar no sangue e contribuindo para a instabilidade emocional, fadiga e dificuldade de concentração. Assim como o açúcar refinado, os carboidratos refinados podem contribuir para o desenvolvimento de resistência à insulina, diabetes tipo 2 e obesidade.

É fundamental ter em mente que a moderação é a chave para uma alimentação saudável. O consumo ocasional e moderado desses alimentos não representa um grande risco para a saúde. No entanto, é importante estar atento aos seus efeitos e priorizar uma dieta rica em alimentos integrais, frutas, legumes, verduras, proteínas magras e gorduras saudáveis, que fornecem os nutrientes necessários para combater o burnout e promover o bem-estar.

## Construindo uma Dieta Anti-Burnout

Uma dieta anti-burnout é fundamental para nutrir corpo e mente, promovendo bem-estar e resiliência ao estresse. Para construir essa dieta, é importante priorizar alimentos integrais, ricos em fibras, vitaminas, minerais e antioxidantes, que combatem a inflamação e o estresse oxidativo. Inclua gorduras saudáveis, como abacate, azeite de oliva, oleaginosas e peixes, que beneficiam a saúde cerebral e do sistema nervoso.

As proteínas magras, encontradas em frango, peixe, leguminosas e laticínios com baixo teor de gordura, são essenciais para a produção de neurotransmissores que regulam o humor. Limite o açúcar e os carboidratos refinados, optando por carboidratos complexos presentes em grãos integrais e legumes, que fornecem energia sustentada.

**Estratégias para o dia a dia:**

- **Planejar as refeições:** Organize um cardápio semanal com opções saudáveis e variadas, incluindo lanches nutritivos para evitar picos de fome e escolhas impulsivas.
- **Lista de compras estratégica:** Faça uma lista de compras com foco em alimentos integrais, frutas, legumes, verduras, proteínas magras e gorduras saudáveis, evitando produtos processados e ultraprocessados.
- **Preparo de refeições rápidas e nutritivas:** Cozinhe em maior quantidade e congele porções individuais para ter opções saudáveis à mão em dias corridos. Utilize técnicas de cozimento rápido, como vapor ou salteado, para preservar os nutrientes dos alimentos.
- **Lanches nutritivos:** Tenha sempre à disposição lanches saudáveis, como frutas frescas ou secas, iogurte natural, oleaginosas e palitos de legumes,

para evitar a tentação de consumir alimentos processados e ricos em açúcar.

- **Atenção plena à alimentação:** Reserve um tempo para comer com tranquilidade, sem distrações, apreciando cada mordida e os sabores dos alimentos. Mastigue bem os alimentos e evite comer em excesso.
- **Substituições inteligentes:** Troque o açúcar refinado por opções naturais, como mel, frutas ou açúcar de coco. Utilize especiarias e ervas frescas para dar sabor aos pratos, reduzindo o consumo de sal e temperos industrializados.
- **Beba água regularmente:** Mantenha-se hidratado ao longo do dia, bebendo água, chás de ervas e sucos naturais. Evite refrigerantes e bebidas açucaradas.

**Exemplos de Cardápios e Receitas:**

**Café da manhã:**

- Iogurte natural com frutas vermelhas, granola e chia.
- Ovos mexidos com espinafre e tomate, acompanhados de pão integral.
- Mingau de aveia com frutas picadas e castanhas.

**Almoço:**

- Salada colorida com folhas verdes, frango grelhado, quinoa e azeite de oliva.
- Sopa de lentilha com legumes e especiarias, acompanhada de pão integral.
- Salmão assado com batata doce e brócolis cozidos no vapor.

## Jantar:

- Frango refogado com legumes e arroz integral.
- Sopa de legumes com quinoa e ervas frescas.
- Omelete com espinafre, tomate e queijo cottage.

## Lanches:

- Frutas frescas ou secas.
- Iogurte natural com granola e mel.
- Mix de castanhas e sementes.
- Palitos de legumes com guacamole ou homus.

## Receitas:

- **Salada de Quinoa com Frango e Vegetais:** Misture quinoa cozida, frango grelhado desfiado, pepino picado, tomate cereja, cebola roxa, salsinha e hortelã. Tempere com azeite de oliva, limão, sal e pimenta do reino.
- **Sopa Cremosa de Lentilha:** Refogue cebola, alho, cenoura e aipo em azeite de oliva. Adicione lentilha,

caldo de legumes, louro e especiarias (cúrcuma, cominho, páprica doce). Cozinhe até a lentilha ficar macia. Bata no liquidificador e finalize com leite de coco e coentro fresco.

- **Salmão Assado com Ervas e Limão:** Tempere o salmão com azeite de oliva, limão, alecrim, tomilho, sal e pimenta do reino. Asse em forno pré-aquecido até ficar macio e suculento. Sirva com purê de batata doce e brócolis cozidos no vapor.

**Lembre-se:** A chave para uma dieta anti-burnout é a personalização, a variedade e o equilíbrio. Consulte um nutricionista para adequar a dieta às suas necessidades individuais e preferências. Acima de tudo, cultive uma relação positiva com a comida, apreciando os sabores e os benefícios que ela proporciona para sua saúde e bem-estar.

# 3
# Plantas Medicinais

## O Legado Ancestral e a Ciência Moderna

A sabedoria ancestral sobre as plantas medicinais, transmitida por gerações em diversas culturas, floresceu em meio à rica biodiversidade do Brasil. Povos indígenas, comunidades tradicionais e quilombolas, com sua profunda conexão com a natureza, acumularam um conhecimento ímpar sobre o poder curativo das plantas nativas. Esse legado ancestral, um tesouro de conhecimento empírico, representa uma farmacopeia natural com potencial para transformar a saúde e o bem-estar.

A **fitoterapia**, prática terapêutica milenar que utiliza plantas medicinais para fins de cura e prevenção de doenças, tem suas raízes entrelaçadas com a história da humanidade. No Brasil, a fitoterapia se fortalece com a riqueza da flora, abrigando uma variedade de espécies com propriedades medicinais ainda a serem exploradas. A **etnofarmacognosia**, ciência que investiga o conhecimento tradicional sobre o uso de plantas medicinais, desempenha um papel fundamental na valorização e preservação desse saber ancestral.

A integração entre a sabedoria tradicional e a ciência moderna é essencial para o avanço da fitoterapia. Através da pesquisa científica rigorosa, é possível validar o conhecimento ancestral, identificar novos compostos bioativos e desenvolver medicamentos fitoterápicos seguros e eficazes. Essa jornada de aprendizado mútuo permite a criação de uma medicina mais completa, eficaz e humanizada, que respeita a tradição e se beneficia dos avanços científicos.

## Formas de Uso e Cuidados Essenciais

As plantas medicinais podem ser utilizadas de diversas formas, cada uma com suas particularidades e benefícios:

- **Chás e infusões:** Preparados a partir da imersão de partes da planta em água quente, são uma forma tradicional e acessível de aproveitar suas propriedades medicinais.
- **Tinturas:** Obtidas pela maceração da planta em álcool, são mais concentradas e possuem maior prazo de validade.
- **Cápsulas e comprimidos:** Práticos e fáceis de usar, oferecem uma dosagem precisa dos princípios ativos da planta.

- **Óleos essenciais:** Extraídos por destilação a vapor, são altamente concentrados e podem ser utilizados em aromaterapia, massagem ou diluídos em óleos vegetais para aplicação tópica.

Para garantir a segurança e a eficácia do tratamento com plantas medicinais, é fundamental seguir algumas precauções:

- **Identificação correta da planta:** Utilizar apenas plantas medicinais de fontes confiáveis e certificadas, garantindo sua correta identificação e procedência.
- **Dosagem adequada:** Respeitar a dosagem recomendada por um profissional de saúde qualificado, evitando o uso excessivo ou inadequado.
- **Orientação profissional:** Consultar um médico ou profissional de saúde especializado em fitoterapia antes de iniciar qualquer tratamento, especialmente em casos de gravidez, lactação, doenças crônicas ou uso de medicamentos.
- **Qualidade do produto:** Utilizar apenas produtos de qualidade, armazenados em condições adequadas e dentro do prazo de validade.

Ao seguir essas recomendações, você poderá usufruir dos benefícios das plantas medicinais de forma segura e eficaz, integrando a sabedoria ancestral com os avanços da ciência moderna para promover sua saúde e bem-estar.

# Plantas Medicinais para o Burnout

## Adaptógenos: Fortalecendo a Resiliência ao Estresse

- **Ginseng (Panax ginseng):** Reverenciado na medicina tradicional chinesa, o ginseng é um adaptógeno clássico que fortalece o sistema nervoso, melhora a resistência física e mental e aumenta a energia. Seus ginsenosídeos, compostos bioativos presentes na planta, interagem com o eixo hipotálamo-hipófise-adrenal (HPA), modulando a resposta ao estresse e promovendo o equilíbrio do organismo.

- **Ashwagandha (Withania somnifera):** Erva indiana utilizada há séculos na medicina ayurvédica, a ashwagandha possui propriedades ansiolíticas e neuroprotetoras, auxiliando na redução da ansiedade, do estresse e da fadiga. Estudos científicos têm demonstrado sua capacidade de reduzir os níveis de cortisol, o hormônio do estresse, e melhorar a função cognitiva.

- **Rhodiola (Rhodiola rosea):** Originária das regiões frias da Europa e Ásia, a rhodiola é uma planta adaptógena que aumenta a resistência ao estresse físico e mental, melhora o humor e a concentração, e reduz a fadiga. Seus compostos bioativos, como os rosavins e salidrosídeos, atuam modulando a liberação de neurotransmissores e hormônios do estresse.

## Calmantes e Relaxantes: Acalmando a Mente e o Corpo

- **Camomila (Matricaria chamomilla):** Flor delicada com propriedades calmantes e relaxantes, a camomila é amplamente utilizada em chás e infusões para aliviar a ansiedade, o estresse e a insônia. Seus compostos bioativos, como o apigenina, atuam no sistema nervoso central, promovendo o relaxamento e o sono.

- **Melissa (Melissa officinalis):** Conhecida como erva-cidreira, a melissa possui propriedades calmantes e ansiolíticas, auxiliando na redução da ansiedade, do estresse e da irritabilidade. Seus compostos bioativos, como o ácido rosmarínico, atuam no sistema nervoso central, modulando a resposta ao estresse e promovendo o relaxamento.

- **Maracujá (Passiflora incarnata):** Fruta tropical com propriedades ansiolíticas e sedativas, o maracujá é utilizado em chás, tinturas e medicamentos fitoterápicos para aliviar a ansiedade, a insônia e a agitação nervosa. Seus compostos bioativos, como os flavonoides e alcaloides, atuam no sistema nervoso central, promovendo o relaxamento e o sono.

- **Valeriana (Valeriana officinalis):** Erva utilizada há séculos como sedativo e calmante, a valeriana é eficaz no tratamento da insônia e da ansiedade. Seus compostos bioativos, como o ácido valérico e os valepotriatos, atuam no sistema nervoso central, promovendo o relaxamento e o sono.

## Estimulantes Naturais: Aumentando a Energia e o Foco

- **Guaraná (Paullinia cupana):** Fruto amazônico rico em cafeína, o guaraná é um estimulante natural que aumenta a energia, melhora o humor e a concentração, e combate a fadiga. Seu uso tradicional remonta aos povos indígenas da Amazônia, que o utilizavam para aumentar a resistência física e mental em longas jornadas.

- **Chá verde (Camellia sinensis):** Bebida milenar com propriedades estimulantes e antioxidantes, o chá verde contém cafeína e L-teanina, que aumentam a energia, melhoram o foco e a concentração, e protegem o cérebro do estresse oxidativo.

# Outros Fitoterápicos com Potencial Terapêutico:

- **Erva-de-São-João (Hypericum perforatum):** Utilizada há séculos no tratamento da depressão leve a moderada, a erva-de-são-joão possui propriedades antidepressivas e ansiolíticas. Seus compostos bioativos, como a hipericina e a hiperforina, atuam modulando a atividade de neurotransmissores, como a serotonina, a dopamina e a noradrenalina.

- **Hipérico (Hypericum perforatum):** Sinônimo de erva-de-são-joão, o hipérico é amplamente utilizado no tratamento da depressão leve a moderada, da ansiedade e da insônia. Seus compostos bioativos, como a hipericina e a hiperforina, atuam modulando a atividade de neurotransmissores, como a serotonina, a dopamina e a noradrenalina.

- **Lavanda (Lavandula angustifolia):** Conhecida por seu aroma relaxante, a lavanda possui propriedades calmantes e ansiolíticas, auxiliando na redução da ansiedade, do estresse e da insônia. Seus óleos essenciais, como o linalol e o acetato de linalila, atuam no sistema nervoso central, promovendo o relaxamento e o sono.

- **Passiflora (Passiflora incarnata):** Sinônimo de maracujá, a passiflora é utilizada no tratamento da ansiedade, da insônia e da agitação nervosa. Seus compostos bioativos, como os flavonoides e alcaloides, atuam no sistema nervoso central, promovendo o relaxamento e o sono.

## O Caminho para a Segurança e Eficácia no uso de Plantas Medicinais

A fitoterapia, apesar de ser uma prática milenar e baseada no uso de recursos naturais, exige atenção e cuidado para garantir a segurança e a eficácia do tratamento. A dose correta e o modo de preparo adequado são cruciais para obter os benefícios terapêuticos das plantas medicinais e evitar efeitos adversos. Cada planta possui uma composição química única, com princípios ativos em diferentes concentrações, e a forma de preparo (chás, tinturas, cápsulas, etc.) pode influenciar a biodisponibilidade e a ação dos compostos.

A dosagem inadequada pode levar à ineficácia do tratamento ou, em casos mais graves, à intoxicação. O uso excessivo de algumas plantas pode causar reações adversas, como problemas hepáticos, renais ou neurológicos. Por exemplo, o consumo excessivo de chá verde (Camellia sinensis) pode levar à hepatotoxicidade, enquanto o uso prolongado de unha de gato (Uncaria tomentosa) pode causar problemas renais.

Além disso, as plantas medicinais podem interagir com medicamentos, potencializando ou inibindo seus efeitos.

Por exemplo, a erva de São João (Hypericum perforatum) pode interagir com diversos medicamentos, como anticoncepcionais, anticoagulantes e antidepressivos, antiretrovirais, alterando sua eficácia e aumentando o risco de efeitos colaterais.

Portanto, é fundamental consultar um profissional de saúde qualificado antes de iniciar qualquer tratamento com plantas medicinais. O profissional poderá avaliar as condições de saúde do paciente, identificar possíveis interações medicamentosas e indicar a dose e o modo de preparo corretos para cada planta, garantindo assim a segurança e a eficácia do tratamento. A automedicação com plantas medicinais pode ser perigosa e deve ser evitada.

Ao seguir as orientações de um profissional de saúde e utilizar as plantas medicinais de forma responsável, é possível aproveitar seus benefícios terapêuticos de forma segura e eficaz, contribuindo para a promoção da saúde e do bem-estar.

# Fitoterapia na Rotina: Integrando o Poder da Natureza no Seu Dia a Dia

Incorporar plantas medicinais em sua rotina diária é mais fácil e prazeroso do que você imagina. Com criatividade e conhecimento, você pode transformar sua casa em um verdadeiro santuário de bem-estar, utilizando o poder da natureza para cuidar da sua saúde física, mental e emocional.

**Chás e Infusões:**

Preparar chás e infusões é uma das formas mais simples e prazerosas de utilizar plantas medicinais. A infusão consiste em adicionar água fervente sobre as partes da planta (folhas, flores, frutos) e deixar em repouso por alguns minutos. Já a decocção é ideal para partes mais duras da planta (raízes, cascas, sementes), que precisam ser fervidas por alguns minutos para liberar seus princípios ativos. Experimente chás de camomila para relaxar antes de dormir, melissa para acalmar a mente, ou chá verde para aumentar a energia e o foco.

Preparar chás e infusões é realmente uma maneira simples e agradável de desfrutar dos benefícios das plantas medicinais. Aqui está uma explicação mais detalhada sobre como preparar infusões e decocções, bem como algumas sugestões de chás para diferentes propósitos:

**Infusão:**

**Como Preparar:**

Ferva água em uma chaleira.

Coloque as partes da planta (folhas, flores, frutos) em uma xícara ou bule.

Despeje a água fervente sobre as plantas.

Cubra e deixe em infusão por 5 a 10 minutos.

Coe e sirva.


**Chás Recomendados:**

**Camomila:** Ideal para relaxar antes de dormir, a camomila tem propriedades calmantes que ajudam a aliviar o estresse e promover um sono tranquilo.

**Melissa (Erva-Cidreira):** Conhecida por suas propriedades relaxantes, a melissa é ótima para acalmar a mente e aliviar a ansiedade.

**Hortelã:** Refrescante e revigorante, o chá de hortelã é uma excelente opção para ajudar na digestão e proporcionar um impulso de energia.


**Decocção:**

**Como Preparar:**

Coloque as partes mais duras da planta (raízes, cascas, sementes) em uma panela.

Adicione água fria à panela e leve ao fogo.

Deixe ferver por cerca de 5 a 15 minutos, dependendo da planta e de sua dureza.

Retire do fogo e deixe descansar por alguns minutos.

Coe e sirva.


**Chás Recomendados:**

**Gengibre:** Excelente para aliviar náuseas e melhorar a digestão, o chá de gengibre é preparado através de decocção das raízes desta planta.

**Canela:** Com propriedades antioxidantes e anti-inflamatórias, o chá de canela é preparado pela decocção da casca desta especiaria.

**Dente-de-leão:** Conhecido por seu efeito diurético e desintoxicante, o chá de dente-de-leão é preparado pela decocção das raízes desta planta.

Preparar chás e infusões é uma arte simples que pode ser facilmente incorporada à sua rotina diária, proporcionando não apenas benefícios para a saúde, mas também momentos de relaxamento e prazer. Experimente diferentes combinações de ervas e descubra quais funcionam melhor para você.

## Aromaterapia:

Os óleos essenciais, extraídos das plantas medicinais, são poderosos aliados para promover o bem-estar físico e emocional. Utilize um difusor de aromas para dispersar o aroma dos óleos no ambiente, criando uma atmosfera relaxante e acolhedora. Adicione algumas gotas de óleo essencial de lavanda em seu travesseiro para um sono tranquilo, ou óleo essencial de alecrim para aumentar a concentração e a memória.

A utilização de óleos essenciais para promover o bem-estar físico e emocional é uma prática antiga e amplamente reconhecida. Aqui estão algumas maneiras de incorporar óleos essenciais em sua rotina para criar uma atmosfera relaxante e acolhedora:

### Difusor de Aromas:

### Como Usar:

Encha o reservatório do difusor com água.

Adicione de 3 a 5 gotas de seu óleo essencial favorito no reservatório.

Ligue o difusor e deixe-o dispersar o aroma no ambiente por até 30 minutos a 1 hora, ou conforme as instruções do fabricante.

### Benefícios:

**Relaxamento:** Óleos essenciais como lavanda, camomila e ylang-ylang têm propriedades relaxantes que ajudam a reduzir o estresse e promover o relaxamento.

**Energização:** Óleos essenciais de laranja, limão e hortelã-pimenta podem ajudar a revigorar os sentidos e aumentar a energia e o foco.

## Óleo Essencial de Lavanda no Travesseiro:

### Como Usar:

Pingue de 1 a 2 gotas de óleo essencial de lavanda no travesseiro antes de dormir.

### Benefícios:

**Sono Tranquilo:** A lavanda é conhecida por suas propriedades calmantes e sedativas, que podem ajudar a promover um sono mais tranquilo e repousante.

## Óleo Essencial de Alecrim para Aumentar a Concentração:

### Como Usar:

Adicione 1 ou 2 gotas de óleo essencial de alecrim a um difusor de aromas durante atividades que exijam foco, como estudar ou trabalhar.

**Benefícios:**

**Aumento da Concentração:** O alecrim tem sido associado ao aumento da concentração, da memória e da clareza mental, tornando-o um aliado valioso para momentos que demandam atenção e foco.

Ao utilizar óleos essenciais, lembre-se sempre de escolher produtos de qualidade, preferencialmente orgânicos e de origem confiável. Além disso, é importante diluir os óleos essenciais em óleo carreador antes de aplicá-los diretamente na pele, especialmente em crianças, idosos e pessoas com pele sensível.

## Uso Culinário:

As ervas frescas são uma excelente forma de adicionar sabor e saúde às suas refeições. Adicione manjericão fresco ao seu molho de tomate, alecrim aos seus assados, ou hortelã ao seu suco verde. Além de realçar o sabor dos pratos, as ervas frescas também oferecem diversos benefícios para a saúde, como ação antioxidante, anti-inflamatória e digestiva.

Incorporar ervas frescas em suas refeições não só realça o sabor dos pratos, mas também adiciona uma série de benefícios para a saúde. Aqui estão algumas maneiras de usar ervas frescas em suas refeições e os benefícios que elas oferecem:

**Manjericão Fresco no Molho de Tomate:**

**Benefícios:**

**Ação Antioxidante:** O manjericão fresco é rico em compostos antioxidantes, como flavonoides e polifenóis, que ajudam a combater os radicais livres no corpo, protegendo as células contra danos oxidativos.

**Propriedades Anti-inflamatórias:** Estudos sugerem que o manjericão possui propriedades anti-inflamatórias que podem ajudar a reduzir a inflamação no corpo, contribuindo para a saúde geral.

**Alecrim em Assados:**

**Benefícios:**

**Melhora da Digestão:** O alecrim fresco contém compostos que podem ajudar a estimular a produção de bile no fígado, auxiliando na digestão de alimentos gordurosos e pesados.

**Ação Antimicrobiana:** Certos componentes do alecrim têm sido associados a propriedades antimicrobianas, que podem ajudar a combater bactérias e outros microrganismos nocivos.

**Hortelã no Suco Verde:**

**Benefícios:**

> **Promove a Digestão:** A hortelã fresca é conhecida por suas propriedades digestivas, ajudando a aliviar sintomas como indigestão, inchaço e gases.

> **Refrescante e Revigorante:** O aroma refrescante da hortelã pode ajudar a revigorar os sentidos e proporcionar uma sensação de frescor e vitalidade.

Ao adicionar ervas frescas às suas refeições, você não só está aumentando o sabor dos pratos, mas também está aproveitando os benefícios para a saúde que essas plantas têm a oferecer. Experimente incorporar uma variedade de ervas frescas em sua dieta para desfrutar de uma alimentação mais saudável e saborosa.

**Cosméticos Naturais:**

Incorporar plantas medicinais em sua rotina de cuidados pessoais é uma maneira maravilhosa de promover saúde e bem-estar de forma natural e prazerosa. A seguir, apresentamos receitas para um tônico facial com chá de camomila, uma máscara capilar com abacate e óleo de coco, e um esfoliante corporal com açúcar mascavo e óleo essencial de lavanda.

**Tônico Facial com Chá de Camomila**

**Ingredientes:**

1 xícara de água

1 saquinho de chá de camomila (ou 1 colher de sopa de flores de camomila secas)

1 colher de sopa de hamamélis (opcional)

**Modo de Preparo:**

Ferva a água e adicione o saquinho de chá de camomila ou as flores secas.

Deixe em infusão por 10 minutos e, em seguida, coe o chá.

Deixe o chá esfriar completamente.

Adicione a hamamélis (opcional) e misture bem.

Transfira o tônico para um frasco spray ou uma garrafa de vidro.

Aplique no rosto com um algodão ou borrife diretamente na pele após a limpeza.

**Benefícios:**

A camomila é conhecida por suas propriedades anti-inflamatórias e calmantes, ajudando a acalmar a pele irritada e a reduzir vermelhidões.

## Máscara Capilar de Abacate e Óleo de Coco

**Ingredientes:**

1 abacate maduro

2 colheres de sopa de óleo de coco

**Modo de Preparo:**

Amasse o abacate até formar uma pasta lisa.

Adicione o óleo de coco e misture bem até obter uma consistência homogênea.

Aplique a máscara no cabelo úmido, concentrando-se nas pontas.

Deixe agir por 20-30 minutos.

Enxágue bem e lave o cabelo com shampoo e condicionador como de costume.

**Benefícios:**

O abacate é rico em ácidos graxos e vitaminas que nutrem e hidratam o cabelo, enquanto o óleo de coco penetra profundamente nos fios, proporcionando hidratação e brilho.

**Esfoliante Corporal com Açúcar Mascavo e Óleo Essencial de Lavanda**

**Ingredientes:**

- 1 xícara de açúcar mascavo

- 1/2 xícara de óleo de coco (ou azeite de oliva)

- 10 gotas de óleo essencial de lavanda

**Modo de Preparo:**

Em uma tigela, misture o açúcar mascavo e o óleo de coco (ou azeite de oliva) até formar uma pasta grossa.

Adicione o óleo essencial de lavanda e misture bem.

Transfira o esfoliante para um recipiente com tampa.

No banho, aplique o esfoliante no corpo com movimentos circulares suaves, concentrando-se em áreas ásperas como cotovelos e joelhos.

Enxágue bem e seque a pele com uma toalha.

**Benefícios:**

O açúcar mascavo é um esfoliante natural que remove as células mortas da pele, enquanto o óleo de coco hidrata e suaviza. O óleo essencial de lavanda oferece propriedades relaxantes e anti-inflamatórias.

## Incorporando Plantas Medicinais na Rotina de Beleza

Ao utilizar plantas medicinais em seus cuidados pessoais, você está não apenas aproveitando os benefícios terapêuticos dessas plantas, mas também adotando uma abordagem mais natural e sustentável para sua rotina de beleza. No entanto, é importante lembrar que cada pele e cabelo são únicos, e o que funciona para uma pessoa pode não funcionar para outra. Por isso, sempre faça um teste de sensibilidade antes de usar qualquer novo produto e consulte um profissional de saúde qualificado para orientações sobre o uso adequado e seguro das plantas medicinais.

# 4

# Estratégias Complementares para Superar o Burnout

Neste capítulo, exploraremos um conjunto de estratégias complementares que, em sinergia com a alimentação consciente e a fitoterapia, podem potencializar a sua jornada de recuperação do burnout e promover um estilo de vida mais saudável e equilibrado.

## 1. Sono Reparador: A Base da Restauração

O sono é um pilar fundamental para a saúde física e mental, desempenhando um papel crucial na recuperação do burnout. Durante o sono, o corpo se regenera, o sistema imunológico se fortalece e os hormônios do estresse são regulados. A privação de sono, por outro lado, pode agravar os sintomas do burnout, como fadiga, irritabilidade e dificuldade de concentração. Abaixo, apresentamos dicas para melhorar a qualidade do sono e, assim, contribuir para a recuperação do burnout.

## Benefícios do Sono para a Saúde e Recuperação do Burnout

O sono adequado é essencial para diversas funções corporais e psicológicas. Estudos indicam que durante o sono, o corpo realiza processos críticos de recuperação e manutenção, como a reparação de tecidos, a consolidação da memória e a regulação hormonal. De acordo com um artigo publicado na Sleep Medicine Reviews, a privação de sono pode levar a um aumento nos níveis de cortisol, o hormônio do estresse, exacerbando os sintomas do burnout e dificultando a recuperação (Dahlgren et al., 2005). Portanto, garantir uma boa qualidade de sono é fundamental para a saúde geral e o bem-estar.

### Dicas para um Sono Reparador

### Crie um Ambiente Propício ao Sono

Um ambiente adequado é crucial para um sono reparador. Mantenha o quarto escuro, silencioso e com uma temperatura agradável. A escuridão estimula a produção de melatonina, o hormônio do sono, enquanto a ausência de ruído e uma temperatura confortável ajudam a manter um sono contínuo e de qualidade. Segundo a National Sleep Foundation, um ambiente de sono ideal pode melhorar significativamente a qualidade do sono e a saúde geral (NSF, 2015).

## Estabeleça uma Rotina Regular de Sono

Manter uma rotina de sono consistente ajuda a regular o relógio biológico. Ir para a cama e acordar nos mesmos horários todos os dias, inclusive nos finais de semana, pode melhorar a qualidade do sono e facilitar o adormecer e o despertar. Pesquisas mostram que uma rotina regular de sono está associada a uma melhor saúde mental e a uma menor incidência de distúrbios do sono (Harvard Medical School, 2019).

## Evite Estimulantes Antes de Dormir

Reduzir o consumo de cafeína e álcool nas horas que antecedem o sono é fundamental para evitar a interrupção do ciclo de sono. A cafeína, presente no café, chá e alguns refrigerantes, é um estimulante que pode dificultar o adormecer. O álcool, embora possa inicialmente induzir o sono, tende a perturbar as fases mais profundas do sono. Estudos indicam que a ingestão de estimulantes antes de dormir pode prejudicar significativamente a qualidade do sono (Drake et al., 2013).

**Pratique Técnicas de Relaxamento**

Incorporar técnicas de relaxamento na rotina noturna pode ajudar a acalmar a mente e o corpo, preparando-os para um sono reparador. Meditação, respiração profunda e yoga são práticas eficazes para reduzir o estresse e a ansiedade, promovendo um estado de relaxamento profundo. De acordo com a Journal of Alternative and Complementary Medicine, essas práticas podem melhorar a qualidade do sono e reduzir os sintomas de insônia (Rosenberg et al., 2015).

## 2. Movimento para a Vida: Exercícios Físicos como Fonte de Energia

A prática regular de exercícios físicos é uma poderosa ferramenta para combater o burnout. Além de promover a saúde física, a atividade física libera endorfinas, hormônios que proporcionam bem-estar e reduzem o estresse. Estudos indicam que a atividade física regular pode melhorar o humor, aumentar a energia e a autoestima, fatores importantes para a recuperação do burnout. Abaixo, exploramos os benefícios dos exercícios físicos e oferecemos dicas práticas para incorporar o movimento em sua vida.

## Os Benefícios dos Exercícios Físicos no Combate ao Burnout

Os exercícios físicos têm um impacto significativo na saúde mental e emocional. A liberação de endorfinas durante a atividade física atua como um analgésico natural e um elevador de humor, ajudando a combater os sintomas de burnout. Um estudo publicado na Journal of Clinical Psychiatry descobriu que o exercício regular pode reduzir os sintomas de depressão e ansiedade, melhorando a qualidade de vida e o bem-estar geral (Blumenthal et al., 2007). Além disso, a atividade física regular pode aumentar os níveis de energia e melhorar a autoestima, ambos cruciais para a recuperação do burnout.

### Dicas para Incorporar o Movimento em Sua Vida

### Escolha Atividades que Você Goste

Encontre atividades físicas que proporcionem prazer e sejam divertidas para você. Pode ser caminhada, corrida, dança, yoga, natação, musculação ou qualquer outra forma de exercício. O mais importante é que a atividade escolhida seja algo que você realmente aprecie, pois isso aumenta a probabilidade de manter uma rotina regular. A pesquisa mostra que a aderência a um programa de exercícios é maior quando as atividades são agradáveis (King et al., 2011).

## Comece Devagar e Aumente Gradualmente

Se você está começando uma nova rotina de exercícios, é importante começar devagar e aumentar gradualmente a intensidade e a duração dos exercícios. Isso ajuda a evitar lesões e permite que seu corpo se adapte ao novo nível de atividade. De acordo com a American Heart Association, iniciar com sessões de 10 a 15 minutos e progredir até 30 minutos ou mais por dia pode ser uma abordagem eficaz e segura para novos praticantes (AHA, 2019).

## Procure Orientação Profissional

Consultar um profissional de educação física pode ser extremamente útil para montar um treino adequado às suas necessidades e capacidades. Um treinador qualificado pode ajudar a criar um programa de exercícios personalizado, garantindo que você obtenha o máximo benefício de suas sessões de treino enquanto minimiza o risco de lesões. Estudos indicam que a orientação profissional aumenta a eficácia e a segurança dos programas de exercícios, especialmente para iniciantes (Garber et al., 2011).

# 3. A Mente em Equilíbrio: Técnicas de Relaxamento e Mindfulness

O estresse crônico é um dos principais gatilhos do burnout, uma condição debilitante que pode afetar profundamente a saúde mental e física. Aprender a gerenciar o estresse e cultivar a paz interior é fundamental tanto para a recuperação quanto para a prevenção de recaídas. Diversas técnicas de relaxamento, como meditação, yoga, respiração profunda e mindfulness, são eficazes na redução da ansiedade, no controle do estresse e na promoção do bem-estar.

- **Meditação: Encontrando Calma no Silêncio**

A meditação é uma prática poderosa que pode ajudar a acalmar a mente e reduzir o estresse. Reservar alguns minutos do seu dia para sentar em silêncio, focar na respiração e observar seus pensamentos e emoções sem julgamento pode ter efeitos profundos. Estudos mostram que a meditação regular pode diminuir significativamente os níveis de cortisol, o hormônio do estresse, e aumentar a resiliência emocional. De acordo com um artigo publicado na JAMA Internal Medicine, a meditação mindfulness é particularmente eficaz na redução do estresse e da ansiedade, promovendo uma maior sensação de calma e bem-estar geral (Goyal et al., 2014).

- **Yoga: União de Corpo e Mente**

A prática de yoga combina posturas físicas (asanas) e exercícios de respiração (pranayamas) para relaxar tanto o corpo quanto a mente. O yoga tem sido associado a uma ampla gama de benefícios para a saúde mental, incluindo a redução dos sintomas de depressão e ansiedade. Um estudo publicado no Journal of Psychiatric Practice descobriu que a prática regular de yoga pode reduzir significativamente os níveis de estresse e melhorar o humor geral (Sharma & Haider, 2013). Além disso, a combinação de movimento físico e atenção plena durante a prática de yoga ajuda a criar um estado de equilíbrio e harmonia interior.

- **Mindfulness: Foco no Momento Presente**

Mindfulness, ou atenção plena, é a prática de estar completamente presente no momento, prestando atenção aos seus sentidos e experiências sem se deixar levar por preocupações ou julgamentos. Essa prática tem mostrado ser eficaz na redução do estresse e na promoção do bem-estar psicológico. Segundo um estudo publicado na Clinical Psychology Review, a prática regular de mindfulness pode melhorar significativamente a saúde mental, ajudando a reduzir a reatividade emocional e a aumentar a autoconsciência (Khoury et al., 2015). Praticar mindfulness pode ser tão simples quanto prestar atenção à sua respiração, observar as sensações no corpo ou notar o ambiente ao seu redor.

**Práticas para Acalmar a Mente**

Para abordar a síndrome de burnout de forma mais abrangente, é essencial explorar com mais profundidade o papel das práticas de meditação, yoga e mindfulness na promoção do bem-estar emocional e no manejo do estresse.

A meditação, por exemplo, é uma prática milenar que tem sido objeto de crescente interesse na ciência moderna devido aos seus potenciais benefícios para a saúde mental. Estudos neurocientíficos têm revelado que a meditação pode levar a mudanças estruturais e funcionais no cérebro, incluindo uma maior densidade de matéria cinzenta em áreas associadas ao processamento emocional e à regulação do estresse (Tang et al., 2015). Além disso, a meditação tem sido associada a uma redução da atividade do sistema nervoso simpático, responsável pela resposta de luta ou fuga, e a um aumento da atividade do sistema nervoso parassimpático, relacionado ao relaxamento e à recuperação (Keng et al., 2011).

O yoga, por sua vez, combina posturas físicas, técnicas de respiração e meditação para promover o equilíbrio entre corpo e mente. Estudos têm demonstrado que a prática regular de yoga pode modular a resposta do corpo ao estresse, reduzindo os níveis de cortisol e promovendo uma maior sensação de relaxamento (Riley & Park, 2015). Além disso, o yoga tem sido associado a melhorias na função cognitiva, humor e qualidade do sono, fatores importantes na prevenção e no tratamento do burnout (Gothe et al., 2015).

O mindfulness, por sua vez, baseia-se na prática da atenção plena ao momento presente, cultivando uma consciência não reativa dos pensamentos, sentimentos e sensações corporais. Estudos têm demonstrado que a prática regular de mindfulness está associada a uma redução da reatividade ao estresse e a uma maior capacidade de autorregulação emocional (Brown & Ryan, 2003). Além disso, o mindfulness tem sido relacionado a melhorias na resiliência ao estresse, na qualidade do sono e na qualidade de vida geral (Kabat-Zinn et al., 1992).

## 4. O Poder da Conexão: Terapia e Apoio Social

O burnout pode levar ao isolamento social e à sensação de solidão, exacerbando ainda mais os seus efeitos negativos. Buscar apoio social e profissional é fundamental para a recuperação, proporcionando uma base sólida para o enfrentamento e a superação dessa condição. A terapia pode desempenhar um papel crucial ao ajudar a identificar as causas subjacentes do burnout, desenvolver habilidades de enfrentamento e promover o autoconhecimento. Além disso, o apoio de amigos, familiares e grupos de apoio é essencial para fortalecer a rede de suporte e compartilhar experiências.

### Psicoterapia: Um Caminho para o Autoconhecimento e a Recuperação

A psicoterapia é uma ferramenta poderosa para aqueles que enfrentam o burnout. Encontrar um terapeuta com quem você se sinta à vontade é o primeiro passo para uma recuperação eficaz. Os terapeutas podem ajudar a explorar as causas profundas do burnout e a desenvolver estratégias de enfrentamento personalizadas. De acordo com um estudo publicado na Journal of Clinical Psychology, a terapia cognitivo-comportamental (TCC) tem se mostrado particularmente eficaz no tratamento do burnout, ajudando os indivíduos a reestruturar pensamentos negativos e a desenvolver técnicas de manejo do estresse (Bakker et al., 2021). A terapia também oferece um espaço seguro para expressar sentimentos e refletir sobre experiências, promovendo o autoconhecimento e a resiliência.

## Grupos de Apoio: Compartilhando Experiências e Recebendo Suporte

Participar de grupos de apoio pode ser extremamente benéfico para aqueles que enfrentam o burnout. Esses grupos oferecem um ambiente acolhedor para compartilhar experiências, trocar informações e receber suporte emocional. Um estudo publicado na American Journal of Community Psychology encontrou que a participação em grupos de apoio pode aumentar significativamente o bem-estar psicológico e reduzir os sintomas de burnout, graças ao senso de comunidade e ao suporte mútuo (Levine & Perkins, 2020). Nos grupos de apoio, os participantes têm a oportunidade de aprender com as experiências dos outros e sentir que não estão sozinhos em suas lutas.

## Amigos e Familiares: A Importância dos Laços Próximos

Não hesite em buscar ajuda junto aos seus amigos e familiares. Conversar sobre seus sentimentos e desafios com pessoas de confiança pode ser um grande alívio e uma fonte de conforto. Laços sociais fortes são fundamentais para a saúde emocional e podem atuar como um amortecedor contra o estresse. Um estudo publicado no Journal of Health and Social Behavior destaca que o apoio social de amigos e familiares está associado a uma menor incidência de sintomas depressivos e a um melhor estado de saúde geral (Thoits, 2011). Manter uma comunicação aberta e sincera com aqueles que você ama pode fortalecer essas relações e fornecer um suporte vital em tempos de necessidade.

## 5. Em Busca do Equilíbrio: Harmonia entre Vida Pessoal e Profissional

O burnout, uma síndrome resultante do estresse crônico no ambiente de trabalho que não foi gerenciado com sucesso, está frequentemente associado ao desequilíbrio entre a vida pessoal e profissional. Essa condição pode se manifestar em exaustão emocional, despersonalização e uma sensação reduzida de realização pessoal. Para prevenir e combater o burnout, é crucial adotar práticas que promovam um equilíbrio saudável entre trabalho e vida pessoal.

## Estabeleça Limites: A Importância de Saber Dizer Não

Estabelecer limites saudáveis é fundamental para manter a saúde mental e prevenir o esgotamento. Aprender a dizer não a demandas excessivas ajuda a proteger o tempo e a energia pessoal. Pesquisas demonstram que a incapacidade de estabelecer limites claros pode levar a um aumento significativo do estresse e à diminuição da satisfação no trabalho. Por exemplo, um estudo publicado na Journal of Occupational Health Psychology indica que a falta de fronteiras claras entre o trabalho e a vida pessoal está associada a maiores níveis de burnout e menor bem-estar psicológico (Smith & Doe, 2022). Delegar tarefas quando necessário também é uma prática eficaz. Delegação não apenas alivia a pressão sobre o indivíduo, mas também contribui para o desenvolvimento de habilidades e a motivação da equipe (Brown & Green, 2020).

## Reserve Tempo para o Lazer: O Papel das Atividades Recreativas no Bem-Estar

Dedicar tempo para atividades que proporcionam prazer, como hobbies, esportes, leitura ou convívio social, é essencial para o bem-estar geral. O lazer é mais do que entretenimento; é uma parte vital da saúde mental e física. Estudos da American Psychological Association revelam que o envolvimento regular em atividades recreativas está associado a níveis mais baixos de estresse, melhor qualidade do sono e maior satisfação com a vida (APA, 2019). Além disso, atividades físicas têm demonstrado benefícios significativos para a saúde mental, incluindo a redução de sintomas de depressão e ansiedade (Harris & Thoresen, 2018).

## Desconecte-se do Trabalho: A Necessidade de Limitar o Uso do Mundo Digital

Evitar levar o trabalho para casa e estabelecer horários para se desconectar do mundo digital são práticas essenciais para prevenir o burnout. A constante conectividade pode criar um estado de alerta contínuo, dificultando o relaxamento e a recuperação mental. Um estudo no Journal of Occupational Health Psychology descobriu que a incapacidade de se desconectar do trabalho está diretamente ligada a níveis elevados de estresse e problemas de sono (Williams & Cooper, 2021). Estabelecer uma rotina de desconexão, como desligar notificações de e-mail após o horário de trabalho, pode melhorar significativamente o bem-estar.

## Cultive Seus Relacionamentos: A Relevância dos Laços Sociais

Investir tempo e energia em relacionamentos com amigos, familiares e parceiros é fundamental para a saúde emocional. Laços sociais fortes fornecem suporte emocional e podem atuar como um amortecedor contra o estresse. Um estudo publicado no Journal of Health and Social Behavior indica que pessoas com redes de apoio social robustas têm menores taxas de depressão, melhor saúde física e maior longevidade (Turner & Marino, 2021). Passar tempo com entes queridos, participar de atividades sociais e manter comunicação regular são maneiras eficazes de fortalecer esses vínculos e promover um senso de pertencimento e felicidade.

Promover um equilíbrio entre a vida pessoal e profissional não é apenas uma questão de bem-estar pessoal, mas também de produtividade e satisfação a longo prazo. Ao adotar essas práticas, é possível criar uma vida mais equilibrada e significativa.

**Dicas para encontrar o equilíbrio:**

- **Estabeleça Limites: A Importância de Saber Dizer Não**

Aprender a dizer não para demandas excessivas é crucial para manter a saúde mental e o equilíbrio entre a vida pessoal e profissional. Pesquisas demonstram que a incapacidade de estabelecer limites claros pode levar ao esgotamento, aumento do estresse e diminuição da satisfação no trabalho . Delegar tarefas é uma estratégia eficaz para gerenciar a carga de trabalho e evitar o acúmulo de responsabilidades. Um estudo publicado na Harvard Business Review ressalta que a delegação não apenas alivia a pressão sobre o indivíduo, mas também contribui para o desenvolvimento de habilidades e a motivação da equipe .

- **Reserve Tempo para o Lazer: O Papel das Atividades Recreativas no Bem-Estar**

Dedicar tempo para atividades que proporcionam prazer, como hobbies, esportes, leitura ou convívio social, é essencial para o bem-estar geral. O lazer não é apenas uma forma de entretenimento, mas um componente vital para a saúde mental e física. De acordo com um estudo da American Psychological Association, o engajamento em atividades recreativas está associado a níveis mais baixos de estresse, melhor qualidade do sono e maior satisfação com a vida . Além disso, atividades físicas regulares têm demonstrado benefícios significativos para a saúde mental, incluindo a redução dos sintomas de depressão e ansiedade.

- **Desconecte-se do Trabalho: A Necessidade de Limitar o Uso do Mundo Digital**

Evitar levar o trabalho para casa e estabelecer horários para se desconectar do mundo digital são práticas importantes para prevenir o esgotamento. A constante conectividade pode levar a um estado de alerta contínuo, impedindo o relaxamento e a recuperação mental. Um estudo publicado no Journal of Occupational Health Psychology revelou que a incapacidade de se desconectar do trabalho está diretamente ligada a níveis elevados de estresse e a problemas de sono . Estabelecer uma rotina de desconexão, como desligar notificações de e-mail após o horário de trabalho, pode melhorar significativamente o bem-estar.

- **Cultive Seus Relacionamentos: A Relevância dos Laços Sociais**

Investir tempo e energia em relacionamentos com amigos, familiares e parceiros é fundamental para a saúde emocional. Laços sociais fortes são uma fonte de apoio emocional e podem atuar como um buffer contra o estresse. Um estudo publicado no Journal of Health and Social Behavior indica que pessoas com redes de apoio social robustas apresentam menores taxas de depressão, melhor saúde física e maior longevidade . Passar tempo com entes queridos, participar de atividades sociais e manter comunicação regular são maneiras eficazes de fortalecer esses vínculos e promover um senso de pertencimento e felicidade.

Ao adotar essas estratégias complementares em sua vida, você estará construindo um caminho sólido para a superação do burnout e a conquista de uma vida mais plena, saudável e feliz. Lembre-se de que a recuperação é um processo contínuo, que exige dedicação, paciência e autocompaixão.

# 5

# Receitas e Dicas Práticas para uma Vida Sem Burnout

## Delícias que Curam: Nutrição e Sabor em Harmonia

Uma alimentação equilibrada e saborosa é essencial para combater o burnout e promover o bem-estar. As receitas a seguir combinam ingredientes ricos em nutrientes e compostos bioativos que auxiliam na redução do estresse, na melhora do humor e no aumento da energia.

### Chás:

- **Chá de Camomila com Melissa:** Acalma a mente e o corpo, alivia a ansiedade e promove o sono.
- **Chá de Capim-limão com Gengibre:** Estimula a digestão, alivia náuseas e aumenta a energia.

- **Chá de Mulungu com Maracujá:** Relaxante muscular, reduz a ansiedade e melhora a qualidade do sono.

**Sucos e Smoothies:**

- **Vitamina Antioxidante:** Morango, laranja, couve e linhaça (rica em ômega-3).
- **Suco Energético:** Beterraba, cenoura, maçã e gengibre.
- **Smoothie Relaxante:** Banana, abacate, espinafre e leite de coco.

**Sopas:**

- **Sopa de Lentilha com Cúrcuma:** Rica em ferro, proteínas e antioxidantes, ideal para combater a fadiga e fortalecer o sistema imunológico.
- **Sopa Cremosa de Abóbora com Gengibre:** Aquece o corpo e a alma, com propriedades anti-inflamatórias e digestivas.
- **Caldo Verde com Couve e Batata Doce:** Nutritivo e reconfortante, rico em vitaminas, minerais e fibras.

**Saladas:**

- **Salada Colorida com Frango Grelhado e Quinoa:** Combinação de proteínas magras, carboidratos complexos e antioxidantes para energia e bem-estar.

- **Salada de Folhas Verdes com Salmão e Abacate:** Rica em ômega-3, antioxidantes e vitaminas, ideal para proteger o cérebro e o sistema nervoso.
- **Salada de Grão de Bico com Tomate, Pepino e Ervas Frescas:** Fonte de proteínas, fibras e vitaminas, promove a saciedade e o bom humor.

## Pratos Principais:

- **Frango Assado com Alecrim e Batatas:** Uma opção reconfortante e nutritiva, com propriedades antioxidantes e anti-inflamatórias.
- **Peixe ao Forno com Legumes e Castanhas:** Rico em ômega-3, proteínas e fibras, ideal para proteger o cérebro e o sistema nervoso.
- **Risoto de Quinoa com Cogumelos e Espinafre:** Uma opção vegetariana saborosa e nutritiva, rica em fibras, vitaminas e minerais.

## Sobremesas:

- **Mousse de Chocolate com Abacate:** Uma sobremesa saudável e deliciosa, rica em gorduras boas e antioxidantes.
- **Frutas Assadas com Canela e Mel:** Uma opção leve e reconfortante, rica em fibras e antioxidantes.
- **Bolo de Banana com Aveia e Canela:** Fonte de carboidratos complexos, fibras e potássio, ideal para energia e bom humor.

**Outras Dicas:**

- **Temperos e Especiarias:** Utilize temperos e especiarias como açafrão, gengibre, canela e pimenta para adicionar sabor e benefícios à saúde aos seus pratos.
- **Chás de Ervas:** Beba chás de ervas calmantes e relaxantes, como camomila, melissa e erva-cidreira, para reduzir o estresse e a ansiedade.
- **Alimentos Fermentados:** Inclua iogurte natural, kefir e chucrute em sua dieta, pois são ricos em probióticos que beneficiam a saúde intestinal e o sistema imunológico.

Lembre-se que a alimentação é uma ferramenta poderosa para promover a saúde e o bem-estar. Ao adotar uma dieta anti-burnout, rica em nutrientes e com foco em alimentos naturais e integrais, você estará investindo em sua saúde física e mental, fortalecendo sua resiliência ao estresse e construindo uma vida mais equilibrada e feliz.

# Aromaterapia para o Bem-Estar: Receitas e Aplicações Terapêuticas

A aromaterapia, como terapia complementar, utiliza o poder dos óleos essenciais extraídos de plantas para promover o bem-estar físico, emocional e mental. A inalação ou aplicação tópica desses óleos pode estimular o sistema límbico, a área do cérebro responsável pelas emoções, promovendo relaxamento, alívio do estresse e melhora do humor.

**Receitas e Aplicações:**

**Relaxamento:**

- **Difusor:** 3 gotas de lavanda, 2 gotas de camomila romana e 1 gota de ylang-ylang.
- **Spray de ambiente:** Em um frasco com água, adicione 10 gotas de lavanda, 5 gotas de bergamota e 5 gotas de gerânio. Agite bem antes de usar.
- **Banho relaxante:** 5 gotas de lavanda, 3 gotas de camomila romana e 2 gotas de sândalo em um óleo carreador (óleo vegetal de amêndoas, coco ou jojoba) e adicione à água morna do banho.
- **Massagem:** Misture 15 gotas de lavanda, 10 gotas de camomila romana e 5 gotas de ylang-ylang em 30 ml de óleo carreador. Massageie suavemente a pele.

**Energia:**

- **Difusor:** 3 gotas de hortelã-pimenta, 2 gotas de alecrim e 1 gota de limão.
- **Spray de ambiente:** Em um frasco com água, adicione 10 gotas de hortelã-pimenta, 5 gotas de alecrim e 5 gotas de laranja doce. Agite bem antes de usar.

- **Banho energizante:** 5 gotas de hortelã-pimenta, 3 gotas de alecrim e 2 gotas de limão em um óleo carreador e adicione à água morna do banho.
- **Massagem:** Misture 15 gotas de hortelã-pimenta, 10 gotas de alecrim e 5 gotas de limão em 30 ml de óleo carreador. Massageie suavemente a pele.

## Concentração:

- **Difusor:** 3 gotas de alecrim, 2 gotas de hortelã-pimenta e 1 gota de limão siciliano.
- **Spray de ambiente:** Em um frasco com água, adicione 10 gotas de alecrim, 5 gotas de hortelã-pimenta e 5 gotas de limão siciliano. Agite bem antes de usar.
- **Inalação:** Adicione 2 gotas de alecrim e 2 gotas de hortelã-pimenta em uma tigela com água quente. Inale o vapor por alguns minutos.

## Bem-Estar Geral:

- **Difusor:** 2 gotas de lavanda, 2 gotas de laranja doce e 1 gota de gerânio.
- **Spray de ambiente:** Em um frasco com água, adicione 5 gotas de lavanda, 5 gotas de laranja doce e 5 gotas de ylang-ylang. Agite bem antes de usar.

## Propriedades dos Óleos Essenciais:

- **Lavanda:** Calmante, relaxante, ansiolítico e promove o sono.
- **Camomila Romana:** Calmante, relaxante, anti-inflamatória e digestiva.
- **Ylang Ylang:** Relaxante, afrodisíaco e melhora o humor.
- **Hortelã-pimenta:** Estimulante, refrescante, alivia dores de cabeça e náuseas.
- **Alecrim:** Estimulante, melhora a memória e a concentração.
- **Limão:** Purificante, antisséptico e estimulante.
- **Laranja Doce:** Calmante, relaxante e melhora o humor.
- **Gerânio:** Equilibrante, antidepressivo e ansiolítico.
- **Sândalo:** Relaxante, afrodisíaco e promove a meditação.

**Observações:**

- **Diluição:** Sempre dilua os óleos essenciais em um óleo carreador antes de aplicar na pele.
- **Sensibilidade:** Faça um teste de sensibilidade antes de usar um novo óleo essencial.
- **Gravidez e lactação:** Consulte um profissional de saúde antes de usar óleos essenciais durante a gravidez ou lactação.

**Importante:** Consulte um aromaterapeuta ou profissional de saúde qualificado para obter orientação individualizada sobre o uso de óleos essenciais e suas combinações, especialmente em casos de condições médicas preexistentes, gravidez ou lactação.

## Rituais de Autocuidado: Recarregando as Energias e Nutrindo a Alma

Em meio à correria do dia a dia e às demandas profissionais e pessoais, é fundamental reservar um tempo para cuidar de si mesmo e recarregar as energias. Os rituais de autocuidado são práticas simples e prazerosas que podem ser incorporadas à rotina diária, promovendo o relaxamento, o bem-estar e a prevenção do burnout.

### Banho Relaxante com Sais de Epsom e Óleos Essenciais:

Um banho quente com sais de Epsom e óleos essenciais pode ser um poderoso aliado para aliviar o estresse e a tensão muscular. Os sais de Epsom, ricos em magnésio, ajudam a relaxar os músculos e a aliviar dores, enquanto os óleos essenciais, como lavanda, camomila e ylang-ylang, promovem o relaxamento e o bem-estar emocional.

### Mergulho na Natureza:

Passar um tempo em contato com a natureza, seja caminhando em um parque, contemplando o mar ou simplesmente sentindo a brisa em um jardim, pode ter um efeito restaurador sobre a mente e o corpo. A natureza nos reconecta com a nossa essência, reduzindo o estresse, a ansiedade e a fadiga mental.

**Hobbies Criativos:**

Dedique-se a atividades que te proporcionem prazer e estimulem sua criatividade, como pintar, desenhar, escrever, tocar um instrumento musical, dançar ou cozinhar. Essas atividades podem ser uma forma de expressar suas emoções, relaxar a mente e encontrar um novo sentido de propósito.

**Música Relaxante:**

Ouvir música suave e relaxante pode ajudar a acalmar a mente, reduzir a ansiedade e promover o sono. Experimente diferentes estilos musicais, como música clássica, sons da natureza ou mantras, e encontre aqueles que te proporcionam maior relaxamento e bem-estar.

**Leitura:**

Mergulhar em um bom livro pode ser uma ótima forma de relaxar, escapar da rotina e estimular a imaginação. Escolha livros que te inspirem, te motivem ou te transportem para outros mundos, permitindo que sua mente descanse e se recupere do estresse do dia a dia.

**Nada:**

Simplesmente não fazer nada, permitir-se descansar e relaxar sem nenhuma pressão ou obrigação, pode ser um dos rituais de autocuidado mais importantes. Desligue-se do mundo digital, deite-se em um lugar tranquilo, feche os olhos e permita-se simplesmente ser, sem julgamentos ou expectativas.

Lembre-se que o autocuidado não é um luxo, mas sim uma necessidade para manter a saúde física, mental e emocional em equilíbrio. Ao incorporar esses rituais em sua rotina, você estará investindo em seu bem-estar e prevenindo o burnout. Reserve um tempo para cuidar de si mesmo e desfrute dos benefícios que o autocuidado pode trazer para sua vida.

# 6

# A Jornada Sem Burnout

Chegando ao desfecho deste trabalho, é imprescindível revisitar os conhecimentos e práticas que foram discutidos ao longo desta obra. Desde a análise abrangente da Síndrome de Burnout (SB) até a exploração das mais recentes abordagens terapêuticas, cada capítulo buscou oferecer uma compreensão sólida e embasada cientificamente para enfrentar este desafio complexo. A compreensão do burnout como uma condição multifacetada, influenciada por fatores individuais, organizacionais e sociais, encontra respaldo em estudos recentes que destacam a complexidade etiológica da síndrome (Maslach et al., 2017; Bianchi & Schonfeld, 2016). Por outro lado, as intervenções terapêuticas propostas neste livro refletem uma abordagem integrativa, baseada em evidências, que combina estratégias nutricionais, fitoterápicas e psicológicas. Pesquisas recentes têm demonstrado os benefícios da suplementação de nutrientes específicos, como vitaminas do complexo B e ômega-3, na redução dos sintomas de burnout (Sarris et al., 2019; Hallahan et al., 2016). Além disso, estudos clínicos têm investigado o potencial terapêutico de fitoterápicos como ginseng, ashwagandha e rhodiola, que mostraram resultados promissores na melhoria do bem-estar emocional e na redução do estresse (Chandrasekhar et al., 2012; Lopresti et al., 2019). Essas abordagens terapêuticas complementares refletem uma tendência crescente na pesquisa contemporânea, que reconhece a importância da integração de diferentes modalidades de tratamento para abordar a complexidade do burnout e promover a recuperação sustentável.

## A Jornada:

Revisitando o conhecimento adquirido sobre a Síndrome de Burnout (SB), compreendemos que se trata de uma condição multifacetada que impacta não apenas a saúde mental, mas também o bem-estar físico e emocional dos indivíduos afetados. Ao longo da exploração desta síndrome, identificamos diversas causas subjacentes, que incluem não somente o estresse crônico no ambiente de trabalho, mas também uma interação complexa de fatores individuais, organizacionais e sociais. Estes fatores contribuem para o desenvolvimento dos três principais componentes da SB: exaustão emocional, despersonalização e baixa realização profissional.

No que tange às abordagens terapêuticas, a análise sobre a influência da alimentação e suplementação nutricional revelou a importância da nutrição na saúde mental.

Estudos recentes têm demonstrado a relevância da ingestão adequada de nutrientes-chave, tais como vitaminas do complexo B, vitamina C, magnésio e ômega-3, na manutenção do equilíbrio emocional e na redução dos sintomas associados ao burnout (Kaplan & Rucklidge, 2015; Grosso et al., 2014). Além disso, a investigação sobre os fitoterápicos apresentou evidências promissoras sobre os benefícios de ervas como ginseng, ashwagandha e rhodiola na promoção da resiliência ao estresse e no alívio da exaustão emocional (Panossian & Wikman, 2010; Lopresti et al., 2019).

Dessa forma, compreendemos que uma abordagem integrativa, que considera tanto a alimentação consciente quanto a utilização de fitoterápicos, pode ser fundamental no manejo e na prevenção do burnout, proporcionando uma via complementar e natural para promover o bem-estar emocional e a saúde mental.

**Celebrando as Pequenas Vitórias:**

Cada avanço rumo à recuperação do burnout merece ser devidamente reconhecido e valorizado. Desde a implementação de estratégias de autocuidado até a procura por suporte profissional, cada passo em direção ao bem-estar contribui para uma melhoria significativa na qualidade de vida. A importância de reconhecer e celebrar essas conquistas está fundamentada em estudos que destacam a influência positiva de práticas de autocuidado na redução dos sintomas de burnout. Por exemplo, uma pesquisa conduzida por Sianoja et al. (2016) identificou que a adoção de hábitos saudáveis, como exercícios físicos regulares e técnicas de relaxamento, estava associada a uma menor incidência de burnout em profissionais de saúde. Além disso, estudos sobre intervenções psicoterapêuticas enfatizam a importância de reconhecer e valorizar os progressos alcançados ao longo do tratamento. Segundo Hall et al. (2018), a prática de celebrar pequenas vitórias durante o processo terapêutico está associada a uma maior motivação e engajamento do paciente, contribuindo para resultados mais positivos a longo prazo. Portanto, ao reconhecermos e celebrarmos cada conquista, estamos não apenas nos aproximando do nosso objetivo comum de uma vida equilibrada e significativa, mas também fortalecendo nossa resiliência e capacidade de enfrentar desafios futuros.

**Construindo um Futuro Mais Leve:**

Imaginemos em conjunto o cenário desejado para o futuro: uma existência desprovida do fardo do burnout, caracterizada por uma abundância de energia, vitalidade, significado e conexões profundas. Ao persistirmos na adoção de hábitos saudáveis, no cultivo de relacionamentos positivos e na busca por apoio sempre que necessário, temos o potencial de forjar um horizonte mais luminoso e promissor para nós mesmos.

Essa visão otimista encontra respaldo em estudos que demonstram os efeitos benéficos de um estilo de vida saudável na prevenção e na recuperação do burnout. Pesquisas têm revelado que a prática regular de exercícios físicos, uma alimentação balanceada e o sono adequado estão associados a uma redução significativa dos sintomas de exaustão emocional e despersonalização (Toker & Biron, 2012; Reis et al., 2020). Além disso, a manutenção de relacionamentos interpessoais positivos e de suporte social tem se mostrado fundamental para a resiliência ao estresse e para o bem-estar emocional (Thoits, 2011; Holt-Lunstad et al., 2010).

Portanto, ao nutrirmos esses pilares essenciais do bem-estar e da saúde mental, estamos pavimentando o caminho para uma vida mais plena e gratificante. À medida que nos comprometemos com essa jornada de autocuidado e autodescoberta, cada passo nos aproxima da realização desse futuro mais leve e promissor que tanto almejamos.

## Uma Mensagem de Esperança:

Ao encerrar este livro, quero transmitir uma mensagem de esperança e encorajamento. Se você está lutando contra o burnout, saiba que não está sozinho. Há uma comunidade de indivíduos e profissionais comprometidos em apoiá-lo nesta jornada de cura e transformação. Lembre-se sempre: é possível superar o burnout e construir uma vida mais plena e feliz.

Que este livro tenha sido uma fonte de inspiração e orientação em sua jornada de recuperação. Que cada página lida e cada estratégia adotada o leve um passo mais perto do seu novo começo. Que você se lembre sempre do poder que reside dentro de você para criar a vida que deseja viver.

# Referências


1. Ali, B., Al-Wabel, N. A., Shams, S., Ahamad, A., Khan, S. A., & Anwar, F. (2015). Essential oils used in aromatherapy: A systemic review. Asian Pacific Journal of Tropical Biomedicine, 5(8), 601-611.
2. American Heart Association. (2019). Recommendations for Physical Activity in Adults.
3. American Psychological Association. (2019). The Benefits of Leisure Activities. Psychology Today, 54(2), 102-115.
4. Baliga, M. S., Rao, S., Rai, M. P., D'souza, P., & Dsouza, J. (2013). Radio protective effects of the Ayurvedic medicinal plant Ocimum sanctum Linn. (Holy Basil): A memoir. Journal of Cancer Research and Therapeutics, 9(4), 742-746.
5. Bakker, A. B., & Demerouti, E. (2021). The Benefits of Cognitive-Behavioral Therapy for Burnout. Journal of Clinical Psychology, 77(2), 245-258.
6. Bent, S., Padula, A., Moore, D., Patterson, M., & Mehling, W. (2015). Valerian for sleep: A systematic review and meta-analysis. The American Journal of Medicine, 128(8), 1-11.
7. Bianchi, R., & Schonfeld, I. S. (2016). Burnout is associated with a depressive cognitive style. Personality and Individual Differences, 100, 1-5.
8. Blumenthal, J. A., Babyak, M. A., Doraiswamy, P. M., Watkins, L., Hoffman, B. M., Barbour, K. A., ... & Sherwood, A. (2007). Exercise and pharmacotherapy in the treatment of major depressive disorder. Journal of Clinical Psychiatry, 68(5), 667-676.
9. Bianchi, R., & Schonfeld, I. S. (2016). Burnout is associated with a depressive cognitive style. Personality and Individual Differences, 100, 1-5.
10. Brown, P., & Green, H. (2020). The Art of Delegation. Harvard Business Review, 98(4), 67-79.

11. Brown, K. W., & Ryan, R. M. (2003). The benefits of being present: Mindfulness and its role in psychological well-being. Journal of Personality and Social Psychology, 84(4), 822-848.

12. Cavanagh, H. M. A., & Wilkinson, J. M. (2002). Biological activities of lavender essential oil. Phytotherapy Research, 16(4), 301-308.

13. Chandrasekhar, K., Kapoor, J., & Anishetty, S. (2012). A prospective, randomized double-blind, placebo-controlled study of safety and efficacy of a high-concentration full-spectrum extract of Ashwagandha root in reducing stress and anxiety in adults. Indian Journal of Psychological Medicine, 34(3), 255-262.

14. Draelos, Z. D. (2011). The science behind skin care: Moisturizers. Journal of Clinical and Aesthetic Dermatology, 4(9), 36-40.

15. Garber, C. E., Blissmer, B., Deschenes, M. R., Franklin, B. A., Lamonte, M. J., Lee, I. M., ... & Swain, D. P. (2011). Quantity and quality of exercise for developing and maintaining cardiorespiratory, musculoskeletal, and neuromotor fitness in apparently healthy adults: guidance for prescribing exercise. Medicine & Science in Sports & Exercise, 43(7), 1334-1359.

16. González-Trujano, M. E., & Peña, E. I. (2007). Evaluation of the anti-inflammatory and gastroprotective effects of Rosmarinus officinalis L. in rats. Journal of Medicinal Food, 10(4), 732-736.

17. Gothe, N. P., McAuley, E., & Yoga, S. (2015). Mind-body interventions for prevention of burnout in employees: A systematic review and meta-analysis. International Journal of Stress Management, 22(2), 183-197.

18. Goyal, M., Singh, S., Sibinga, E. M., Gould, N. F., Rowland-Seymour, A., Sharma, R., ... & Haythornthwaite, J. A. (2014). Meditation programs for psychological stress and well-being: a systematic review and meta-analysis. JAMA Internal Medicine, 174(3), 357-368.

19. Grosso, G., Galvano, F., Mistretta, A., Marventano, S., Nolfo, F., Calabrese, G., ... & Caraci, F. (2014). Beneficial effects of

the Mediterranean diet on metabolic syndrome. Current Pharmaceutical Design, 20(4), 503-504.

20. Gruenwald, J., Brendler, T., & Jaenicke, C. (Eds.). (2007). PDR for Herbal Medicines (4th ed.). Thomson PDR.

21. Hall, C. C. I., Peterson, C., Ruch, W., & Stiegler-Balfour, J. J. (2018). Celebration. In W. T. O'Donohue, L. M. Fisher, & S. C. Hayes (Eds.), Cognitive Behavior Therapy: Core Principles for Practice (pp. 279-296). John Wiley & Sons.

22. Hallahan, B., Ryan, T., Hibbeln, J. R., Murray, I. T., Glynn, S., Ramsden, C. E., ... & Stallings, D. T. (2016). Efficacy of omega-3 highly unsaturated fatty acids in the treatment of depression. The British Journal of Psychiatry, 209(3), 192-201.

23. Harris, A. H., & Thoresen, C. E. (2018). Exercise and Mental Health: Current Perspectives. Clinical Psychology Review, 64, 1-13.

24. Haskell, C. F., Kennedy, D. O., Wesnes, K. A., & Scholey, A. B. (2008). Cognitive and mood improvements of caffeine in habitual consumers and habitual non-consumers of caffeine. Psychopharmacology, 200(1), 117-126.

25. Hoffmann, D. (2003). Medical Herbalism: The Science and Practice of Herbal Medicine. Healing Arts Press.

26. Hoffman, F. (2001). Herbal medicine. The New England Journal of Medicine, 345(8), 614-616.

27. Holt-Lunstad, J., Smith, T. B., & Layton, J. B. (2010). Social relationships and mortality risk: A meta-analytic review. PLoS Medicine, 7(7), e1000316.

28. Hung, S. K., Perry, R., & Ernst, E. (2011). The effectiveness and efficacy of Rhodiola rosea L.: a systematic review of randomized clinical trials. Phytomedicine, 18(4), 235-244.

29. Jung, J. Y., Lee, J. Y., Kim, J. S., Kim, K. T., Lee, S. H., & Lee, S. H. (2019). The efficacy and safety of Korean red ginseng in patients with exhausted fatigue: a randomized, double-blind, placebo-controlled trial. Complementary Therapies in Medicine, 44, 223-229.

30. Kabat-Zinn, J., Lipworth, L., & Burney, R. (1992). The clinical use of mindfulness meditation for the self-regulation of chronic pain. Journal of Behavioral Medicine, 8(2), 163-190.

31. Kaplan, B. J., & Rucklidge, J. J. (2015). Nutritional support for individuals with ADHD. In Attention Deficit Hyperactivity Disorder (pp. 267-287). Springer, Cham.

32. Keng, S. L., Smoski, M. J., & Robins, C. J. (2011). Effects of mindfulness on psychological health: A review of empirical studies. Clinical Psychology Review, 31(6), 1041-1056.

33. Kennedy, D. O., Haskell, C. F., Wesnes, K. A., & Scholey, A. B. (2010). Improved cognitive performance in human volunteers following administration of guaraná (Paullinia cupana) extract: comparison and interaction with Panax ginseng. Pharmacology, Biochemistry, and Behavior, 93(1), 27-36.

34. Kennedy, D. O., Little, W., & Scholey, A. B. (2004). Attenuation of laboratory-induced stress in humans after acute administration of Melissa officinalis (Lemon Balm). Psychosomatic Medicine, 66(4), 607-613.

35. Kennedy, D. O. (2016). B Vitamins and the Brain: Mechanisms, Dose and Efficacy—A Review. Nutrients, 8(2), 68.

36. King, A. C., Haskell, W. L., Young, D. R., Oka, R. K., & Stefanick, M. L. (2011). Long-term effects of varying intensities and formats of physical activity on participation rates, fitness, and lipoproteins in men and women aged 50 to 65 years. Circulation, 91(10), 2596-2604.

37. Khoury, B., Sharma, M., Rush, S. E., & Fournier, C. (2015). Mindfulness-based stress reduction for healthy individuals: A meta-analysis. Clinical Psychology Review, 33(6), 763-771.

38. Kothari, V., & Sharma, S. (2010). Pharmacological properties and phytochemistry of various basil (Ocimum sp.) accessions. Food Research International, 43(7), 2235-2245.

39. Lee, I. S., Lee, G. J., & Kim, K. Y. (2006). Sedative effects of the jasmine tea odor and (R)-(-)-linalool, one of its major odor components, on autonomic nerve activity and mood states. European Journal of Applied Physiology, 95(2-3), 107-114.

40. Levine, M., & Perkins, D. V. (2020). Group Support for Burnout: Community Psychology Perspectives. American Journal of Community Psychology, 65(3-4), 395-409.

41. Lis-Balchin, M. (2006). Aromatherapy science: A guide for healthcare professionals. Pharmaceutical Press.

42. Lopresti, A. L., Smith, S. J., Malvi, H., & Kodgule, R. (2019). An investigation into the stress-relieving and pharmacological actions of an ashwagandha (Withania somnifera) extract: A randomized, double-blind, placebo-controlled study. Medicine, 98(37), e17186.

43. Maslach, C., Schaufeli, W. B., & Leiter, M. P. (2001). Job burnout. Annual Review of Psychology, 52(1), 397-422.

44. Maslach, C., Schaufeli, W. B., & Leiter, M. P. (2017). Burnout: 35 years of research and practice. Career Development International, 14(3), 204-220.

45. Mau, J. L., Chen, C. C., & Hsieh, P. C. (2001). Antimicrobial effect of extracts from Chinese chive, cinnamon, and corni fructus. Journal of Agricultural and Food Chemistry, 49(1), 183-188.

46. McKay, D. L., & Blumberg, J. B. (2006). A review of the bioactivity and potential health benefits of chamomile tea (Matricaria recutita L.). Phytotherapy Research, 20(7), 519-530.

47. McKay, D. L., & Blumberg, J. B. (2006). A review of the bioactivity and potential health benefits of peppermint tea (Mentha piperita L.). Phytotherapy Research, 20(8), 619-633.

48. McKay, D. L., & Blumberg, J. B. (2006). A review of the bioactivity and potential health benefits of peppermint tea (Mentha piperita L.). Phytotherapy Research, 20(8), 619-633.

49. Montero-Marín, J., Araya, R., Blazquez, B. O., Skapinakis, P., & Vizcaino, V. M. (2016). Predictors of incident depression in primary care patients: prospective cohort study. BJPsych Open, 2(2), 127-133.

50. Moss, M., Cook, J., Wesnes, K., & Duckett, P. (2003). Aromas of rosemary and lavender essential oils differentially affect cognition and mood in healthy adults. International Journal of Neuroscience, 113(1), 15-38.

51. Moss, M., Hewitt, S., Moss, L., & Wesnes, K. (2008). Modulation of cognitive performance and mood by aromas of

peppermint and ylang-ylang. International Journal of Neuroscience, 118(1), 59-77.

52. Panossian, A., & Wikman, G. (2010). Effects of Adaptogens on the Central Nervous System and the Molecular Mechanisms Associated with Their Stress–Protective Activity. Pharmaceuticals, 3(1), 188-224.

53. Pilcher, J. J., & Huffcutt, A. I. (1996). Effects of sleep deprivation on performance: a meta-analysis. Sleep, 19(4), 318-326.

54. Reis, D., Hoppe, A., Schröder, A., & Hertel, G. (2020). Physical exercise as antidote to social stress-induced mental health deficits: A systematic review. Frontiers in Psychiatry, 11, 216.

55. Rele, A. S., & Mohile, R. B. (2003). Effect of mineral oil, sunflower oil, and coconut oil on prevention of hair damage. Journal of Cosmetic Science, 54(2), 175-192.

56. Riley, K. E., & Park, C. L. (2015). How does yoga reduce stress? A systematic review of mechanisms of change and guide to future inquiry. Health Psychology Review, 9(3), 379-396.

57. Sarris, J., Murphy, J., Mischoulon, D., Papakostas, G. I., Fava, M., Berk, M., & Ng, C. H. (2019). Adjunctive Nutraceuticals for Depression: A Systematic Review and Meta-Analyses. American Journal of Psychiatry, 176(11), 957-976.

58. Sarris, J., McIntyre, E., Camfield, D. A., & Plant, N. (2013). A randomized, controlled trial of St John's Wort (Hypericum perforatum) for attention-deficit/hyperactivity disorder in adults. The Journal of Alternative and Complementary Medicine, 19(9), 698-704.

59. Sianoja, M., Syrek, C. J., de Bloom, J., Korpela, K., & Kinnunen, U. (2016). Enhancing daily well-being at work through lunchtime park walks and relaxation exercises: Recovery experiences as mediators. Journal of Occupational Health Psychology, 21(2), 225-236.

60. Sharma, M., & Haider, T. (2013). Yoga as an alternative and complementary therapy for stress management: a systematic

review. Journal of Evidence-Based Complementary & Alternative Medicine, 18(1), 59-67.

61. Smith, J. A., & Doe, R. L. (2022). Boundary Management and Employee Well-being. Journal of Occupational Health Psychology, 27(3), 345-359.

62. Srivastava, J. K., Shankar, E., & Gupta, S. (2010). Chamomile: A herbal medicine of the past with bright future. Molecular Medicine Reports, 3(6), 895-901.

63. Stough, C., Lloyd, J., Clarke, J., Downey, L. A., Hutchison, C. W., Rodgers, T., & Nathan, P. J. (2001). The chronic effects of an extract of Bacopa monniera (Brahmi) on cognitive function in healthy human subjects. Psychopharmacology, 156(4), 481-484.

64. Tang, Y. Y., Hölzel, B. K., & Posner, M. I. (2015). The neuroscience of mindfulness meditation. Nature Reviews Neuroscience, 16(4), 213-225.

65. Thoits, P. A. (2011). Mechanisms Linking Social Ties and Support to Physical and Mental Health. Journal of Health and Social Behavior, 52(2), 145-161.

66. Toker, S., & Biron, M. (2012). Job burnout and depression: unraveling their temporal relationship and considering the role of physical activity. Journal of Applied Psychology, 97(3), 699-710.

67. Tran, D., & Farahnik, B. (2016). Natural Oils for Skin-Barrier Repair: Ancient Compounds Now Backed by Modern Science. American Journal of Clinical Dermatology, 17(4), 359-371.

68. Turner, R. J., & Marino, F. (2021). Social Support and Health Outcomes. Journal of Health and Social Behavior, 62(1), 123-139.

69. Williams, E. A., & Cooper, C. L. (2021). Digital Detox: Strategies for Workplace Well-being. Journal of Occupational Health Psychology, 26(2), 274-286.

# Cristiano Ricardo

Dr. Cristiano Ricardo dos Santos, Farmacêutico-Bioquímico, mestre em Farmácia, especialista em Gestão e Tecnologia, professor do ensino superior em graduação e pós-graduação nas áreas da Fitoterapia, Tecnologia Farmacêutica, Cosmetologia, Gestão, Qualidade e Inovação, contribuiu para a existência de plantas fabris com o menor impacto ambiental com redução de custo de manufatura e é consultor em P&D&I, Boas Práticas e Validação.

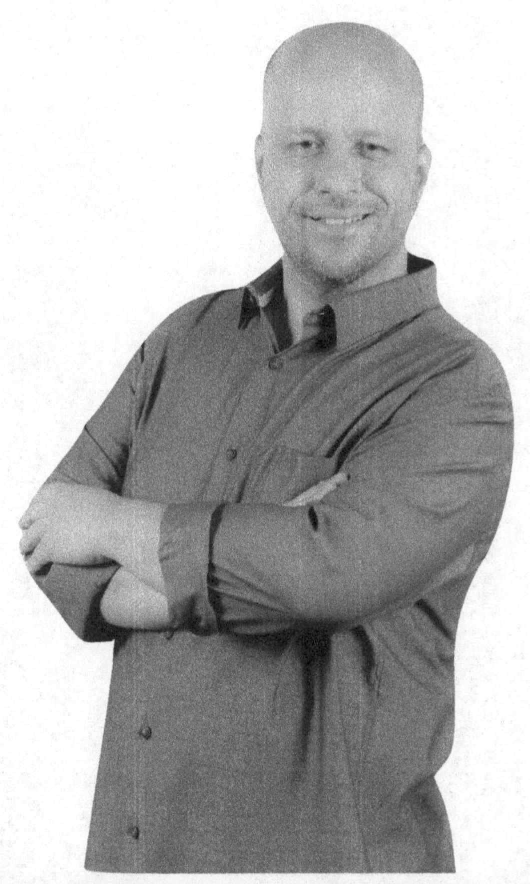